Rohan Mascarenhas
Khalil Hussein Mahmood Ghuloom

Análise de elementos finitos 3D da tensão no ligamento periodontal

Rohan Mascarenhas
Khalil Hussein Mahmood Ghuloom

Análise de elementos finitos 3D da tensão no ligamento periodontal

ScienciaScripts

Imprint
Any brand names and product names mentioned in this book are subject to trademark, brand or patent protection and are trademarks or registered trademarks of their respective holders. The use of brand names, product names, common names, trade names, product descriptions etc. even without a particular marking in this work is in no way to be construed to mean that such names may be regarded as unrestricted in respect of trademark and brand protection legislation and could thus be used by anyone.

Cover image: www.ingimage.com

This book is a translation from the original published under ISBN 978-3-330-01338-4.

Publisher:
Sciencia Scripts
is a trademark of
Dodo Books Indian Ocean Ltd. and OmniScriptum S.R.L publishing group

120 High Road, East Finchley, London, N2 9ED, United Kingdom
Str. Armeneasca 28/1, office 1, Chisinau MD-2012, Republic of Moldova, Europe
Printed at: see last page
ISBN: 978-620-7-80337-8

LISTA DE ABREVIATURAS

3-D = Three dimensional

CT = Computerized tomography

DOF = Degree of freedom

FEA = Finite element analysis

FEM = Finite element method

M/F = Moment to force ratio

M^r/F= Counter rotation moment ratio

M^t/F = Counter tipping moment ratio

Pro-E = Pro-engineering

P4 = Pentium four

PCG = Preconditioned conjugate gradient solver

PDL = Periodontal ligament

RFL = Result fluid

RMG = Result magnetic

RST = Result structural

RTH = Result thermal

RESUMO

O objetivo do estudo foi utilizar o método dos elementos finitos para simular os efeitos da perda óssea alveolar na carga induzida ortodonticamente no ligamento periodontal do primeiro molar superior. Um modelo tridimensional de elementos finitos de um dente com altura óssea variável foi construído para estimar a redução de força e o aumento da relação momento/força (M/F) necessários para manter uma tensão uniformemente distribuída no ligamento periodontal de um dente com perda óssea horizontal. O modelo finito tridimensional incluiu um primeiro molar superior, o ligamento periodontal e o osso alveolar e consistiu em 34905 nós e 257648 elementos de volume isoparamétricos com oito nós. Foi aplicada uma força anterior de 300 g no centro das superfícies coronárias vestibulares de dentes com altura óssea normal e perda óssea entre 2,5 e 6,5 mm. Os resultados mostraram que a força teve de ser gradualmente reduzida de 80 % (2,5 mm de perda óssea) para 35 % (6,5 mm de perda óssea) da carga original no dente sem perda óssea. O rácio entre o movimento de contra-inclinação (gramas-milímetros) e a força (gramas) deve aumentar de 9,65 (sem perda óssea) para quase 12,8 (6,5 mm de perda óssea) para manter a mesma gama de tensões no ligamento periodontal que foi alcançada sem perda óssea. Foi observada uma relação linear entre a quantidade de perda óssea, a redução desejada na magnitude da força e o aumento na relação M/F necessária para alcançar uma tensão uniforme no ligamento periodontal de um dente com perda óssea.

CAPÍTULO 1 INTRODUÇÃO

Um dos problemas frequentemente encontrados no tratamento ortodôntico de pacientes adultos é a presença de doença periodontal e a perda de suporte ósseo. Como resultado, o centro de resistência do dente altera-se. [1]Por conseguinte, a intensidade e o ponto de aplicação das forças a aplicar durante o tratamento ortodôntico devem ser ajustados para obter o mesmo movimento que um dente com suporte periodontal saudável. Com a progressão da reabsorção óssea, a parte do dente livre do periodonto aumenta e fica exposta à cavidade oral, aumentando o tamanho da coroa clínica em relação à coroa anatómica. [2]A carga ortodôntica excessiva durante a reabsorção óssea periodontal avançada pode traumatizar o periodonto e aumentar a reabsorção radicular apical. O doseamento das forças durante o tratamento ortodôntico é um dos problemas mais difíceis nesta fase. [3]É clinicamente útil relacionar a movimentação dentária com os sistemas de forças ortodônticas geradas pelos diversos aparelhos sobre os braquetes na coroa do dente. Nos últimos anos, o número de estudos com o objetivo de estabelecer princípios específicos para o diagnóstico e tratamento ortodôntico em adultos tem aumentado significativamente devido ao maior número de pacientes adultos que procuram tratamento ortodôntico. [1456]Nesses pacientes, a intensidade e os componentes das forças aplicadas são diferentes daqueles aplicados em pacientes sem perda óssea ''

.

[789]O movimento dentário tem sido estudado em seres humanos e animais de vários pontos de vista, por exemplo, histologicamente, histoquimicamente e com a ajuda de modelos experimentais, tais como técnicas matemático-mecânicas convencionais, análise de tensões fotoelásticas, interferometria holográfica a laser e o método dos elementos finitos.[3,10,11,12]

[6]Um dos principais desafios na perda óssea periodontal avançada é a realização de movimentos dentários controlados sem causar complicações devido a um aumento do rácio coroa/raiz. Em primeiro lugar, é necessário compreender a natureza das tensões e deformações no periodonto causadas pelas forças ortodônticas. O dente tem sido tratado como um corpo livremente deformável que é separado do ligamento periodontal (PDL) e do osso, uma vez que estes são deformáveis sob tensão. [13]A hipótese é que as tensões no PDL são o fator inicial para o movimento do dente e que uma série de tensões são transferidas para o osso alveolar através do PDL. [14]Um estudo anterior de Peter D. Jeon, utilizando um modelo de elementos finitos tridimensional (3D) do primeiro molar superior, mostrou como as tensões no ligamento periodontal (PDL), na raiz e no osso alveolar mudam com diferentes rácios M/F. A relação M/F para um movimento de translação com altura óssea normal foi estimada com base numa distribuição uniforme de tensões como no PDL. [1516171819]Este estudo foi utilizado para calcular a redução da magnitude da força e o aumento da relação M/F necessários para manter uma tensão uniformemente distribuída na PDL do primeiro molar superior com perda óssea variável, utilizando o método dos elementos finitos (MEF) '''. O MEF foi introduzido em 1943 por R. Courant. O método dos elementos finitos (MEF) é um método numérico para a resolução de problemas de engenharia e físico-matemáticos que, com o desenvolvimento dos computadores, levou ao desenvolvimento de numerosos programas especializados e de uso geral para lidar com vários problemas estruturais complicados. Assim, o MEF tornou-se uma poderosa ferramenta de

simulação informática para resolver problemas de tensão-deformação na mecânica dos sólidos e estruturas em engenharia.

Neste método, toda a área da estrutura é dividida numa série de elementos que estão ligados por pontos chamados nós. Os tipos de elementos são definidos e as propriedades dos materiais do modelo são atribuídas a cada elemento. As forças e as condições de fronteira são definidas para simular as cargas aplicadas e as restrições da estrutura. A resposta estrutural é calculada e visualizada. A deformação dos elementos individuais deve ser compatível com os outros elementos e é determinada pelas condições de equilíbrio de toda a estrutura. Pode ser utilizado para calcular deflexões, tensões, vibrações, comportamento de encurvadura, etc. e para analisar pequenas ou grandes deformações sob a ação de forças, momentos ou deslocamentos. Também é utilizada em diferentes graus na medicina e na medicina dentária. Em medicina dentária, tem sido utilizada para analisar a estrutura dentária, biomateriais, próteses dentárias, implantes dentários e canais radiculares. Na ortodontia, o MEF tem sido utilizado com sucesso para modelar a aplicação de força a sistemas dentários individuais, a alteração do centro de resistência com diferentes graus de perda óssea, a carga do ligamento periodontal durante vários movimentos dentários, como a inclinação, o movimento do corpo, a rotação, a retração, etc. A capacidade do MEF de incorporar a heterogeneidade do material do dente e a irregularidade do contorno do dente no desenho do modelo, e a relativa facilidade com que as cargas podem ser aplicadas em diferentes direcções e magnitudes, fazem dele o método mais adequado para várias análises em ortodontia.

CAPÍTULO 2 OBJECTIVOS DO ESTUDO

OBJECTIVOS

Para determinar o

a) Redução da gama de forças.
b) Aumento da relação momento/força (M/F) com diferentes graus de perda óssea no primeiro molar superior.

OBJECTIVOS

1. Investigação da distribuição de tensões na PDL, na raiz e no osso alveolar em resposta a diferentes relações momento-força (M/F) através da criação de um modelo tridimensional de elementos finitos do primeiro molar superior.
2. Determinação da relação M/F de igualização, que provoca uma distribuição uniforme das tensões no PDL.
3. Estimativa da redução de força com diferentes perdas ósseas (Omm, 2,5mm, 5mm e 6,5mm) necessária para manter uma tensão uniformemente distribuída no ligamento periodontal do dente, tal como se consegue sem perda óssea.
4. Quantificação do aumento do rácio momento/força (M/F) com diferentes perdas ósseas (2,5 mm, 5 mm e 6,5 mm) para obter a mesma tensão uniformemente distribuída no ligamento periodontal do dente que foi conseguida sem perda óssea.

CAPÍTULO 3 REVISÃO DA LITERATURA

Inúmeros estudos têm sido realizados para modelar o movimento do complexo dentoalveolar quando uma força ou momento é aplicado. Pesquisas experimentais e teóricas anteriores nesse campo mostraram que existe uma correlação entre a força ortodôntica aplicada e a mobilidade dentária. No campo do MEF, esforços têm sido feitos para simular as condições clínicas do movimento dentário para diferentes tipos de aplicação de força, de modo que a distribuição de tensão e deformação em torno de dentes únicos ou multirradiculares possa ser reconhecida.

Marc M. Vanden Bulcke, Luc R. Dermaut, Rohit C.L. Sachdeva e Charles J. Burstone. [10]**(1986)** realizaram um estudo sobre como localizar o centro de resistência de diferentes unidades consolidadas dos dentes anteriores superiores durante a intrusão, utilizando a técnica de reflexão a laser e a interferometria holográfica. Concluíram que a inclusão de incisivos laterais no segmento dos incisivos superiores resultava num pequeno deslocamento distal do centro de resistência (+2). Em contraste, quando os caninos foram incluídos nesta unidade, o centro de resistência deslocou-se significativamente mais para distal (+7).

O artigo intitulado "Moment to force ratios and the centre of rotation" no A.J.O. por **Kazuo Tanne, Herbert A. Koenig e Charles J. Burstone.** [3]**(1988)** , mostra a relação entre a relação momento/força no centro da coroa e o movimento do dente usando o método de elementos finitos tridimensional. Foi criado um modelo tridimensional de elementos finitos para o

incisivo central superior direito; o modelo era constituído por 1184 nós e 908 elementos de volume. Todos os materiais foram assumidos como isotrópicos e elásticos.

Concluíram que o centro de resistência a 0,24 vezes o comprimento da raiz era apical ao rebordo alveolar, a relação M/F no meio da coroa era de - 9,53 mm para o movimento da raiz. Uma diferença muito pequena nos rácios M/F leva a alterações clinicamente significativas nos centros de rotação, mostrando que o centro de rotação é muito sensível à diferença no rácio M/F, especialmente quando o movimento se aproxima da translação.

[6]**Kazuo Tanne K., Nagataki T., Inoue Y., Sakuda M., Burstone Cj., (1991)** realizaram um estudo para investigar a natureza dos deslocamentos iniciais dos dentes associados a diferentes comprimentos de raiz e alturas de osso alveolar. Um modelo tridimensional do incisivo central superior foi desenvolvido para análise de elementos finitos. Os deslocamentos dentários foram determinados em diferentes níveis do dente e os níveis apicogengivais do centro de resistência e dos centros de rotação foram calculados. Os resultados mostraram que os valores do momento-força no nível do braquete para a translação de um dente diminuíram com o menor comprimento da raiz e aumentaram com a menor altura do osso alveolar. Além disso, o nível apicogengival do centro de resistência deslocou-se mais gengivalmente em direção ao colo do útero ou ao rebordo alveolar com uma raiz mais curta. Com a perda de osso alveolar, o centro de resistência também se deslocou em direção ao rebordo alveolar, enquanto a sua

posição em relação ao colo do útero foi mais apical. Os centros de rotação com uma única força variaram significativamente com uma raiz mais curta e perda óssea alveolar. No entanto, as distâncias relativas do centro de rotação da crista alveolar em relação às alturas do osso alveolar foram constantes em 0,4 mm com variações no comprimento da raiz e nas alturas do osso alveolar.

[20]**Hans Nageral, Charles J. Burstone, Benedict Becker e Dietmar Kubein Messenburg (1991)**, utilizando um modelo de um canino superior com um ligamento periodontal simulado, mediram o centro de resistência e verificaram que a posição ocluso-apical do centro de resistência variava em função da direção da carga transversal em torno do eixo longitudinal. A posição do centro de resistência variou de 27% do comprimento da raiz para 42%, medido a partir de um nível constante do rebordo alveolar.

[12] **Mc Guinness N.J.P., Wilson A.N., Jones M.L., Middleton J., (1991)** efectuaram um estudo utilizando um modelo tridimensional de elementos finitos de um canino maxilar humano. Foram determinadas as tensões principais máximas no ligamento periodontal causadas por várias forças ortodônticas. [22]A tilting force of 1 Newton produced stresses at the cervical margin of the periodontal ligament of up to 0.196 N/mm and apical stresses of up to - 0.034 N/mm , while rotational forces of two equal, [22]mas opostas de 0,5 Newtons na margem cervical da coroa produziram tensões marginais cervicais entre - 0,035 e 0,051 N/mm e tensões apicais entre 0,0018 e 0,0027 N/mm .

[21]Num estudo realizado por **Adrian N. Wilson (1991)**, o MEF foi utilizado para quantificar algumas das tensões iniciais geradas no ligamento periodontal quando duas forças oblíquas são aplicadas a um canino maxilar.

O modelo simulou *um* aparelho removível utilizado para retrair um canino superior numa fenda de extração do primeiro pré-molar. Ao simular o efeito de um aparelho removível, foi feita uma tentativa de correlacionar os padrões de carga com o tipo de movimento dentário subsequente.

Os autores concluíram que, quando uma verdadeira força mesio-distal foi aplicada para retrair o canino, a concentração de tensão na margem cervical parecia ser mínima. Durante o movimento de inclinação, a maior tensão de compressão na região cervical correspondia à área diretamente oposta ao ponto de aplicação da força, enquanto uma tensão de tração era gerada no mesmo lado, no ápice. O estudo conclui que quanto maior a carga aplicada ao redor da superfície distopalatina, menores as tensões na região cervical. Observou-se uma maior tendência para a rotação indesejável do dente quando as forças foram aplicadas a um nível mais palatino. Um afastador de canino palatino mais distal também se mostrou menos eficaz.

Kim L. Andresen. Erik H. Pedersen e Birte Melson. [22] **(1991)** efectuaram um estudo para avaliar a quantidade e o perfil da tensão inicial no ligamento periodontal após a aplicação de diferentes sistemas de força. Foram desenvolvidos dois modelos de elementos finitos com base em secções de material de autópsia humana para simular uma mandíbula completa e uma mandíbula parcial. A validade do modelo de elementos finitos foi melhorada através da identificação dos parâmetros do material. As propriedades mecânicas do tecido foram descritas usando medições de strain gauge dos movimentos iniciais dos dentes em material de autópsia humana. Foram determinados perfis de tensão para diferentes sistemas de força - tais como inclinação, translação e movimento da raiz. Como esperado, houve uma clara variação na distribuição de tensões do colo do dente até o ápice quando forças de inclinação foram aplicadas. O movimento físico do dente resultou numa distribuição de tensão quase uniforme, enquanto o movimento da raiz resultou num padrão de tensão oposto ao observado durante a inclinação. Aqui, as tensões estavam concentradas no centro da raiz. As forças mastigatórias resultaram em padrões de tensão quase idênticos aos obtidos pela força mastigatória em combinação com forças ortodônticas, uma vez que a distribuição de tensão foi completamente dominada pelo efeito da mastigação.

Eu. [23]Guinness N., Wilson A.N., Jones M. (1992) realizaram um estudo para determinar as tensões geradas no ligamento periodontal de um canino superior quando submetido a uma força ortodôntica semelhante à gerada por um aparelho edgewise. Um modelo de elementos finitos de um canino maxilar humano foi construído e submetido a uma carga.

Os autores concluíram que a carga do ligamento periodontal pelas forças ortodônticas está concentrada, em grande parte, na margem cervical e no ápice. [22]A tensão cervical máxima no ligamento periodontal gerada por um braquete edgewise simulado foi de 0,072 N/mm e a tensão apical máxima foi de 0,0038 N/mm. Provavelmente, não há nenhum sistema de aparelho ortodôntico disponível atualmente que permita que os dentes se movam através do osso por pura translação.

Juan Cobo, Alberto Sieilia, Juan Arguelles, David Suarez, e

Manuel Vijande. [24](1993) realizaram um estudo para determinar as tensões que ocorrem no dente, no ligamento periodontal e no osso alveolar quando é aplicada uma força labiolingual de lOOgm na direção labiolingual no centro da coroa de um canino inferior digitalizado e as suas alterações em função do grau de perda de osso de suporte. As tensões foram analisadas utilizando o método dos elementos finitos (FEM) para um caso normal e após a redução do osso periodontal de suporte em 2, 4, 6 e 8 mm. Após a aplicação da força labiolingual ao canino, observou-se um aumento progressivo das tensões nas zonas vestibular e lingual do dente, na membrana periodontal e no osso alveolar quando o osso alveolar foi reduzido.

[13] Wilson A.N., Middleton-J., Jones M.L., Me Guinness N.J. (1994) investigaram as tensões no ligamento periodontal quando submetido a forças ortodônticas verticais. [22]Este estudo do movimento vertical dos dentes mostrou que a tensão marginal cervical máxima no ligamento periodontal era de O.OO46N/mm durante a intrusão e -O.OO46N/mm durante a extrusão. [22]A tensão apical mais elevada foi medida em O.OO2O5 N/mm quando foram aplicadas forças de intrusão de l Newton na superfície vestibular da coroa de um modelo de dente, enquanto que foi de - O.OO2O5 N/mm quando foram aplicadas forças de extrusão. Estas tensões foram avaliadas à luz de estudos anteriores e foram consideradas como estando dentro do nível clínico ótimo proposto por Moorey e Smith (1952), Lee (1965) e Bench (1978), que movimenta os dentes preservando a vascularização do PDL e minimizando o processo de hialinização. No entanto, a distribuição do stress periodontal após a carga ortodôntica neste modelo tridimensional de elementos finitos revelou-se muito complexa.

[25]**Juan Cobo, Juan Arguelles, Martin Puente e Manual Vijande (1996)** ' realizaram um estudo para determinar as tensões que se produzem no dente, no ligamento periodontal e no osso alveolar quando se aplicam forças de par e horizontais para obter o movimento físico de um canino inferior digitalizado e as suas alterações em função do grau de perda de osso de suporte. As tensões foram analisadas utilizando o método dos elementos finitos (MEF) sem perda óssea e após a redução do suporte ósseo em 2, 4, 6 e 8 mm. Após a aplicação das forças no modelo sem perda óssea, observou-se uma distribuição de tensões bastante uniforme. Quando o osso de suporte foi reduzido, observou-se um aumento da tensão nos planos adjacentes ao rebordo alveolar.

O método de análise por elementos finitos (FEM) foi efectuado por **Voytek Bobak, Richard L. Christiansen, Scott J. Hollister e David H. Kohn.** [26]**(1997)** ' para analisar teoricamente os efeitos de um arco transpalatino (TPA) nas tensões periodontais de molares sujeitos a forças de retração típicas. Foi construído um modelo de elementos finitos constituído por dois primeiros molares superiores, os ligamentos periodontais e segmentos ósseos alveolares associados, e um TPA. O modelo foi submetido a forças ortodônticas simuladas (2 N por molar) com e sem a presença do TPA. Os padrões de tensão resultantes na superfície da raiz, no ligamento periodontal e no osso alveolar, bem como os deslocamentos com e sem o TPA foram calculados. Os resultados indicam que a presença de um TPA não tem efeito na inclinação do molar, reduz a rotação do molar e afecta a quantidade de tensão periodontal em menos de 1%. O resultado final sugere que o TPA não pode influenciar a ancoragem ortodôntica através da alteração das tensões periodontais.

K. [27]**Tanne, S. Yoshida, T. Kawata, A. Sasaki, J. Knox e M.L. Jones (1998)** conceberam um estudo para quantificar a extensão da mobilidade dentária em adolescentes e adultos e para investigar as diferenças na resposta biomecânica do dente e do periodonto às forças ortodônticas. O deslocamento inicial do incisivo central superior foi medido em 50 pacientes adultos, e as propriedades biomecânicas do periodonto foram analisadas usando o método dos elementos finitos (MEF) e dados experimentais de apoio. Ao integrar as diferenças na mobilidade dentária em ambos os grupos de indivíduos com o deslocamento analítico do dente, foi demonstrado que o módulo de elasticidade do ligamento periodontal (PDL) era maior nos adultos do que nos adolescentes. Foi demonstrado que as diferentes propriedades biomecânicas do PDL em adultos levam a valores de carga quase equivalentes ou ligeiramente superiores no PDL em indivíduos adultos.

Peter D. Jeon, Patrick K. Turley, Hong B. [14]**Moon e Kang Ting (1999)** investigaram a resposta de carga no periodonto do primeiro molar superior a diferentes rácios momento-força e determinaram o rácio momento-força para o movimento de translação do dente utilizando o método dos elementos finitos. Os resultados mostram a sensibilidade do periodonto às alterações de carga. A tensão mais baixa e uniforme no ligamento periodontal indica que o movimento translacional do dente pode ser alcançado. Uma alta concentração de tensão foi observada na superfície da raiz ao nível da furca, em contraste com os dentes anteriores, que mostram uma alta concentração no ápice. Os resultados sugerem que a morfologia da raiz do primeiro molar superior é menos suscetível à reabsorção radicular apical durante o movimento dentário, em comparação com os dentes anteriores. Os padrões de carga no ligamento periodontal correspondem aos tipos de carga; as cargas na raiz parecem ser fortemente influenciadas pela flexão e pela alta rigidez da raiz.

O principal objetivo da pesquisa realizada por **Allahyar Geramy.** [28] **(2000)** foi investigar o comportamento dos deslocamentos iniciais dos dentes associados à perda óssea alveolar quando carregados com uma força de um Newton. Os deslocamentos foram analisados através do método dos elementos finitos. Seis modelos tridimensionais de um incisivo central superior com uma perda óssea alveolar de I a 8 mm foram formulados e utilizados pelo autor. O centro de rotação e o centro de resistência foram determinados para diferentes estágios de perda óssea alveolar. Os resultados mostraram que o movimento aumenta em associação com a perda óssea alveolar. A perda óssea levou a um deslocamento do centro de resistência em direção ao ápice e a sua distância relativa à crista alveolar diminuiu simultaneamente. Com o aumento da perda óssea alveolar, foram observados maiores deslocamentos da borda incisal e do ápice. Com uma força aplicada constante, o centro de rotação do movimento de inclinação também se deslocou em direção à linha cervical.

M. L. Jones, J. Hickman, J. Middleton, J. Knox e C. [29] **Volp, (2001)** realizaram um estudo para validar o modelo computacional baseado em elementos finitos do movimento do incisivo superior sob carga ortodôntica.

Utilizando um dispositivo laser, os movimentos dentários de 10 voluntários saudáveis foram medidos a cada 0,01 segundos durante um ciclo de um minuto, enquanto era aplicada uma carga constante de 0,39 N. Este processo foi repetido em oito ocasiões diferentes e as cinco leituras mais consistentes foram registadas para cada sujeito. Os dados foram utilizados para calcular as propriedades físicas do ligamento periodontal (PDL). Os dados obtidos com este método foram utilizados para validar o modelo 3D FEM. Este foi formado por 15.000 elementos tetraédricos de quatro códigos.

Os deslocamentos dos dentes variaram de 0,02 a 0,133 mm. ^{2}Uma elasticidade apropriada de 1 N/mm e um rácio de Poisson de 0,45 foram derivados para o PDL. $^{10-3}$ $^{-3}$A análise da deformação utilizando o modelo revelou que foi registada uma deformação máxima do PDL de 4,77x no rebordo alveolar, enquanto a maior deformação apical foi de 1,55x10 . As deformações máximas medidas no osso alveolar circundante foram 35 vezes inferiores às da PDL.

30 **David J. Rudolph, Michael G. Willes, Glenn T. Sameshima, (2OO1)** determinaram os tipos de forças ortodônticas que causam cargas elevadas no ápice radicular. Foi criado um modelo tridimensional de elementos finitos de um incisivo central superior, do seu ligamento periodontal e do osso alveolar, com base na

morfologia anatómica média. Foram testadas as propriedades materiais do esmalte, dentina, ligamento periodontal e osso, bem como 5 sistemas de carga diferentes (inclinação, intrusão, movimento do corpo e força rotacional). A análise de elementos finitos mostrou que as tensões estavam concentradas no ápice da raiz para forças puramente intrusivas, extrusivas e rotacionais. A principal tensão para uma força de inclinação estava localizada no rebordo alveolar. Durante o movimento físico, as tensões foram distribuídas por todo o ligamento periodontal, mas estavam mais concentradas no rebordo alveolar.

[15]**Peter D. Jeon, Patrick K Turley, Kang Ting, (2001)** utilizaram modelos tridimensionais de elementos finitos de molares superiores com diferentes alturas ósseas para estimar a redução de força e o aumento da relação momento-força necessários para alcançar uma tensão uniformemente distribuída no ligamento periodontal de um dente com perda óssea horizontal. Uma força anterior de 300 gm foi aplicada no centro das superfícies coronárias vestibulares de dentes com altura óssea normal e perda óssea entre 2,0 e 6,0 mm. Os resultados mostraram que a força necessária diminuiu gradualmente de 80% (2 mm de perda óssea) para 37% (6 mm de perda óssea) da carga original no dente sem perda óssea. A relação entre o momento de contra-ponta (gm-mm) e a força (gm) deve aumentar de 9 (sem perda óssea) para quase 13 (6 mm de perda óssea) para manter a mesma faixa de tensão no ligamento periodontal que foi obtida sem perda óssea. Foi encontrada uma relação linear entre a quantidade de perda óssea horizontal e a redução necessária no intervalo de força e aumento na relação M/F. [31]**(2002)** investigou os componentes de tensão que ocorrem na membrana periodontal quando sujeita a uma carga transversal e vertical de 1 Newton. Os resultados mostraram que a perda de osso alveolar sob a mesma carga resultou num aumento da geração de tensão em comparação com o suporte ósseo saudável. Os movimentos de inclinação levaram a um aumento do nível de tensão na margem cervical do periodonto em todos os locais de amostragem e em todas as fases de perda de osso alveolar. [32]**Paolo M. Cattaneo, Michel Dalstra e Birte Meisen (2OO3)** relataram no seu estudo sobre a transmissão de forças oclusais através dos molares superiores que uma mudança na posição intramaxilar dos molares é suscetível de influenciar a transmissão de forças oclusais para o esqueleto facial. Foi efectuada uma análise de elementos finitos para simular a deslocação de um molar em relação à morfologia bem definida da maxila. Foram criados três modelos tridimensionais unilaterais de um maxilar de um crânio com classe esquelética I e relações molares com base em dados de tomografia computorizada. O primeiro molar superior foi localizado de forma a que o contorno da raiz mesial continuasse na crista infrazigomática. Quando o molar foi carregado com forças oclusais, as tensões foram predominantemente transmitidas através do rebordo infrazigomático, o que mudou quando foram simuladas deslocações mesiais e distais dos molares.No modelo de deslocamento mesial dos molares, uma maior proporção das forças oclusais foi transmitida pela parte anterior da maxila, o que fez com que o osso vestibular fosse carregado em compressão; no modelo de deslocamento distal dos molares, a parte posterior da maxila foi deformada por compressão, resultando em maiores tensões compensatórias de tração na parte anterior da maxila e no arco zigomático. Esta distribuição das forças oclusais poderia contribuir para a rotação posterior, frequentemente descrita como um efeito ortopédico da tração extra-oral, e concluíram que existe uma forte tendência para um molar retomar a sua posição original abaixo da crista infrazigomática e que E.H. Angle tinha razão quando afirmou que o primeiro molar superior pode ser considerado a chave da oclusão.

CAPÍTULO 4 METODOLOGIA

Praticamente todos os fenómenos da natureza, sejam eles biológicos, geológicos ou mecânicos, podem ser descritos utilizando as leis da física. Estes sistemas físicos são representados matematicamente sob a forma de equações algébricas, diferenciais ou integrais que se relacionam com várias grandezas de interesse. Determinar a distribuição de tensões num objeto sujeito a cargas mecânicas, térmicas ou aerodinâmicas são alguns exemplos de muitos problemas práticos importantes com os quais nos confrontamos rotineiramente.

A investigação dos fenómenos físicos compreende duas tarefas principais, nomeadamente,

1. Formulação matemática do processo físico.
2. Análise numérica do modelo matemático.

A formulação matemática de um processo físico requer conhecimentos de base sobre tópicos relacionados (por exemplo, leis físicas) e, normalmente, também certas ferramentas matemáticas. O desenvolvimento do modelo matemático de um processo baseia-se em pressupostos sobre o funcionamento do processo. O método dos elementos finitos é *um* método numérico para resolver problemas de engenharia e de física matemática. Para problemas com geometrias complicadas, como no caso da ortodontia e da variação das propriedades dos materiais, geralmente não é possível obter soluções matemáticas analíticas manualmente.

As soluções analíticas são aquelas dadas por uma expressão matemática que fornece os valores das quantidades desconhecidas desejadas em qualquer localização num corpo e são, portanto, válidas para um número infinito de localizações no corpo. Por conseguinte, para obter soluções aceitáveis, temos de recorrer a métodos numéricos, como o método dos elementos finitos.

Estes métodos numéricos fornecem valores aproximados para as incógnitas num número discreto de pontos no contínuo. Por conseguinte, este processo de modelação de um sólido, dividindo-o num sistema equivalente de sólidos ou unidades mais pequenas (elementos finitos) ligados em pontos comuns de dois ou mais elementos (nós) e/ou linhas de fronteira e/ou superfícies, é designado por ***discretização.*** No método dos elementos finitos, o problema não é resolvido para todo o corpo numa única operação, mas formulamos as equações para cada elemento finito e combinamo-las para obter a solução para todo o corpo.

As etapas da análise de elementos finitos.

1. Construção do modelo geométrico (primeiro molar superior)
2. Discretização do modelo geométrico.
3. Descrever o sistema físico utilizando as propriedades dos materiais e as condições de fronteira e de carga.
4. Fase de solução.
5. Interpretação dos resultados.

1. Construção do modelo geométrico

A construção do modelo de elementos finitos do primeiro molar maxilar começou com a construção da modelação geométrica do dente. Para criar o modelo com precisão, é efectuada uma tomografia computadorizada de um dente de amostra do primeiro molar superior em posição axial. As secções transversais são tiradas a uma distância de 0,5 mm do ápice e incisalmente à ponta do esmalte. [33]Os cortes transversais são vectorizados para obter o modelo geométrico do dente com base nas dimensões do dente de amostra e na morfologia geral do primeiro molar superior do livro **de Wheeler.**

As dimensões consideradas para o modelo geométrico do primeiro molar superior são a altura do dente (distância do ápice da raiz palatina ao ápice da taça mesiopalatina), que foi de 21mm, e as larguras mesiodistal e vestibulopalatina da coroa, de 10 e 11mm, respetivamente. O comprimento das raízes (distância vertical da crista alveolar ao ápice) foi de 13mm para a raiz palatina e 12mm para as raízes mesiovestibular e distovestibular. As raízes palatinas apresentavam uma ligeira inclinação lingual e distal e eram mais largas mesiodistalmente e bucopalatalmente, enquanto as raízes vestibulares eram mais espessas bucopalatalmente do que mesiodistalmente. Tendo em conta todas estas variações geométricas, o modelo do primeiro molar superior é apresentado na **Figura 1.** A membrana periodontal (PDL) foi simulada como uma camada de 0,3 mm de espessura à volta das raízes, como mostra a **Figura 2.** O osso foi modelado à volta da PDL para a cobrir completamente. O modelo completo do dente, do ligamento periodontal e do osso é apresentado na Figura **3.**

Como o objetivo do estudo é calcular a redução da magnitude da força e o aumento da relação M/F necessários para manter tensões uniformemente distribuídas na PDL do primeiro molar superior com perda óssea alveolar, o nível ósseo foi rebaixado em 2,5, 5,0 e 6,5mm, como mostram as **Figuras 4, 5 e 6.**

2. Discretização do modelo geométrico:

O modelo geométrico foi dividido em elementos finitos com pontos nodais associados. O tipo de elemento foi escolhido para se assemelhar ao primeiro molar da maxila. O número total de elementos utilizados e a sua variação em tamanho e tipo dentro de um determinado corpo são principalmente uma questão de julgamento de engenharia. Os elementos devem ser suficientemente pequenos para fornecer resultados úteis e, ao mesmo tempo, suficientemente grandes para reduzir o esforço computacional. A escolha dos elementos utilizados numa análise de elementos finitos depende da natureza física do corpo em condições de carga e da proximidade que os resultados da análise devem ter em relação ao comportamento real.

Existem vários tipos de elementos disponíveis na análise de elementos finitos; dependendo do sistema físico, estes são elementos de linha, elementos de superfície e elementos tridimensionais (3-D). Os elementos finitos tridimensionais podem assumir a forma de tetraedros, prismas rectangulares ou hexaedros. Deve ser selecionada uma função de deslocamento para cada elemento, que é designada por função de forma. As diferentes funções de forma normalmente utilizadas são os polinómios lineares, quadráticos e cúbicos, o que determina a ordem do elemento. Uma vez que a análise de elementos finitos resolve os valores dos graus de liberdade (DOF) apenas nos nós, precisamos da função de forma para mapear os valores DOF nos nós para pontos dentro do elemento. Também representa o comportamento assumido para um determinado elemento e tem um efeito direto na precisão da solução. A função de forma pode ser linear ou quadrática. Se a função de forma for linear, então o tipo de elemento é linear e tem apenas nós de canto, enquanto que se a função de forma for quadrática, então o tipo de elemento é quadrático e também tem nós centrais. O elemento linear apenas suporta uma alteração linear no deslocamento e é muito sensível à distorção do elemento, enquanto o elemento quadrado suporta uma alteração quadrada no deslocamento e pode representar arestas e superfícies curvas com mais precisão do que os elementos lineares. Não é sensível à distorção do elemento. É recomendado quando são necessárias tensões de alta precisão e fornece melhores resultados do que os elementos lineares com um menor número de elementos e DOF total. Neste estudo, uma função de deslocamento quadrática e uma forma tetraédrica do elemento são escolhidas como o elemento finito para modelar o primeiro molar superior, que tem uma geometria curva no dente. A forma do elemento é apresentada na **Figura 7.** Nesta análise, o modelo de elementos finitos foi criado no software ANSYS, que funciona num processador P4. O número de elementos e nós utilizados nos diferentes modelos do primeiro molar superior com diferentes perdas ósseas estão listados na **Tabela 1.**

Bone Level reduced	**Number of elements**	**Number of nodes**
0 mm	257648	349051
2.5 mm	239288	325524
5 mm	206917	285341
6.5 mm	183608	253771

Tabela 1: Número de elementos e nós com diferentes níveis de perda óssea.

O modelo de elementos finitos do primeiro molar maxilar e do PDL é apresentado nas **Figuras 8a** e **8b. O modelo de elementos finitos** do modelo completo, incluindo osso, PDL e molar, é mostrado na Figura **9. O modelo de elementos finitos** do dente com 2,5 mm, 5,0 mm e 6,5 mm de perda óssea é mostrado nas Figuras **10, 11** e **12**, respetivamente.

3. Representação do sistema físico

O modelo físico do primeiro molar superior, que deve ser representado como um modelo matemático num ambiente de elementos finitos, requer propriedades materiais, condições de fronteira para o modelo e condições de carga para o dente, de modo a obter uma distribuição uniforme das tensões no PDL e a permitir o movimento físico.

Várias estruturas foram consideradas neste estudo: Osso alveolar, ligamento periodontal e dente. [15]As propriedades mecânicas dessas estruturas são baseadas em estudos anteriores e estão listadas na **Tabela 2.**

Neste estudo, assumiu-se que todos os tecidos são isotrópicos e elásticos.

Material	**Young's modulus (Kg/mm^2)**	**Poisson's ratio**
Tooth	2.0×10^3	0.15
PDL	6.8×10^{-3}	0.49
Alveolar Bone	1.4×10^3	0.15

Quadro 2: Parâmetros materiais utilizados no modelo de elementos finitos.

As condições de fronteira foram definidas para evitar que o modelo se mova livremente. Os nós nas interfaces mesial e distal do osso foram fixados em todas as direcções, ou seja, o deslocamento nas direcções x, y e z é zero, e os nós na base das interfaces palatina e bucal foram também fixados em todas as direcções para permitir que o osso palatino e bucal se dobrem. Esta condição de fronteira é a mesma para todos os níveis de perda óssea. **A Figura 13** mostra as condições de contorno para o modelo de elementos finitos do primeiro molar superior sem perda óssea.

O primeiro molar superior foi submetido a uma força distalizadora de 300 g aplicada no centro da superfície coronária vestibular do dente sem perda óssea, e depois foram adicionados momentos de contrabalanço para aliviar a concentração de tensão devido à inclinação e rotação. [tr]Os momentos de contra-inclinação M /F e de contra-rotação M /F foram gerados por duas forças paralelas, não colineares, de igual magnitude e direção oposta, como mostra a **Figura 13.** [tr]Os rácios de M /F e M /F foram escolhidos para obter uma compressão uniforme no lado distal da PDL por iteração. O nível do osso alveolar foi rebaixado em 2,5, 5,0 e 6,5 mm, como mostram as **Figuras 10, 11** e **12.** [tt]A quantidade adequada de redução de força com o aumento do rácio M/F foi estimada através da aplicação de diferentes combinações de redução de força com o rácio M/F até se atingir o mesmo intervalo de tensão que a altura normal do osso.

4. Fase de solução:

Na fase de solução da análise, o computador assume a tarefa de resolver as equações simultâneas geradas pelo método dos elementos finitos. Os resultados da solução são:

- Valores dos graus de liberdade dos nós que formam a solução primária.
- Valores derivados que formam a solução do elemento.

A solução do elemento é normalmente calculada nos pontos de integração dos elementos. O programa ANSYS escreve os resultados tanto na base de dados como no ficheiro de resultados (ficheiros .RST, .RTH, .RMG ou .RFL).

No programa ANSYS estão disponíveis vários métodos de resolução do sistema de equações simultâneas. Neste estudo é utilizada a solução PCG.

5. Análise dos resultados

A verificação do resultado de uma análise é chamada de pós-processamento. É provavelmente o passo mais importante da análise, porque estamos a tentar compreender como as cargas aplicadas afectam o nosso modelo de dente, qual a qualidade da nossa malha de elementos finitos, etc.[2]As tensões (kg/mm) foram calculadas e apresentadas em bandas coloridas; cores diferentes representam níveis de tensão diferentes no estado deformado. Os valores positivos ou negativos na coluna do espetro de tensões indicam tensão ou compressão, respetivamente. Neste estudo, a tensão principal mínima, ou seja, a tensão normal mínima sem componente de tensão de corte, foi utilizada para descrever o padrão, uma vez que representa melhor o estado de tensão de compressão. O objetivo do cálculo era obter uma distribuição uniforme da tensão de compressão no lado distal da PDL com uma combinação adequada da relação M/F.

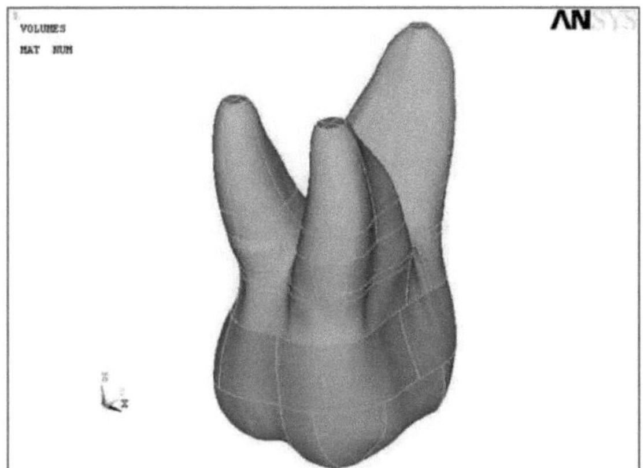

Fig. 1: Modelo geométrico do primeiro molar na maxila.

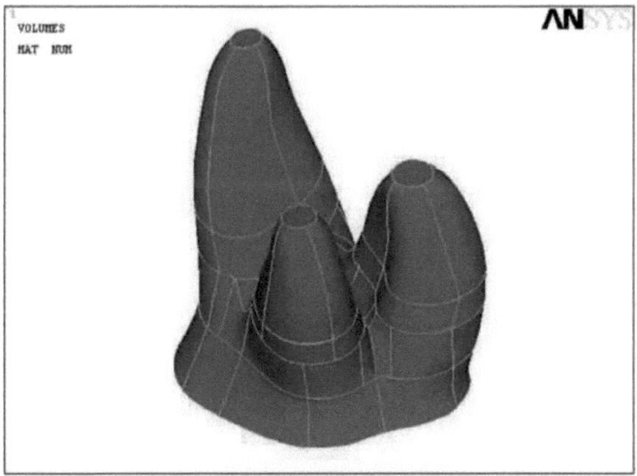

Fig. 2: Modelo geométrico da membrana periodontal.

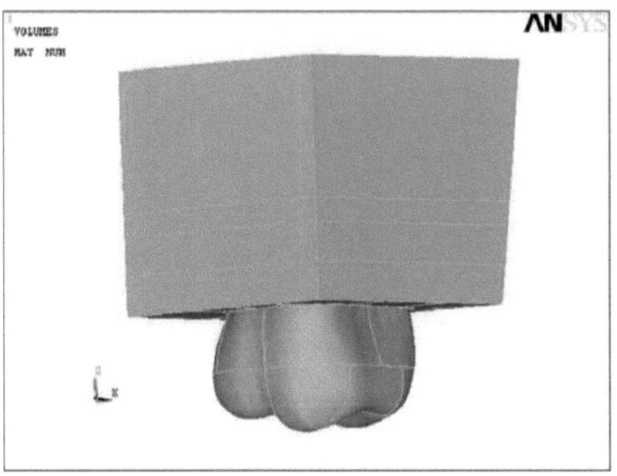

Fig. 3a: Vista mesial do modelo geométrico 3D do primeiro molar superior
primeiro molar superior
, PDL e osso alveolar sem perda óssea.

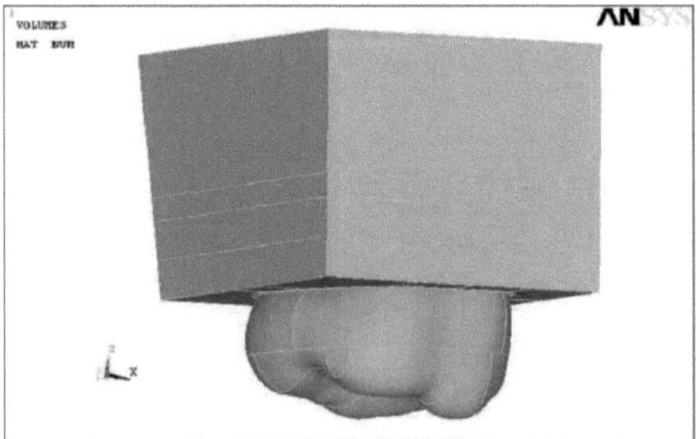

Fig. 3b: Vista distal do modelo geométrico 3D do primeiro molar superior, PDL e osso alveolar sem perda óssea.

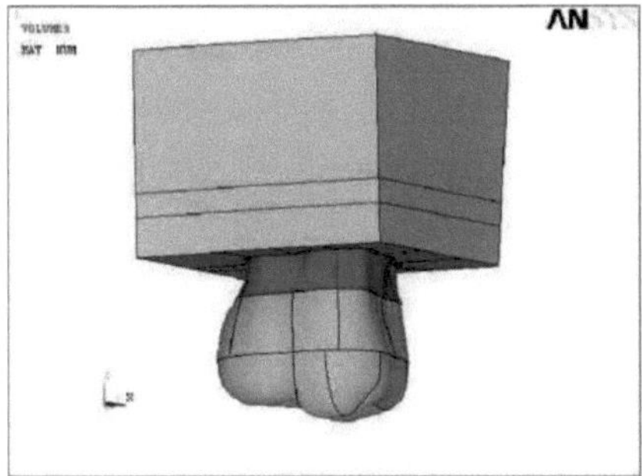

Fig. 4 : Modelo geométrico 3D do primeiro molar superior com 2,5 mm de perda óssea.

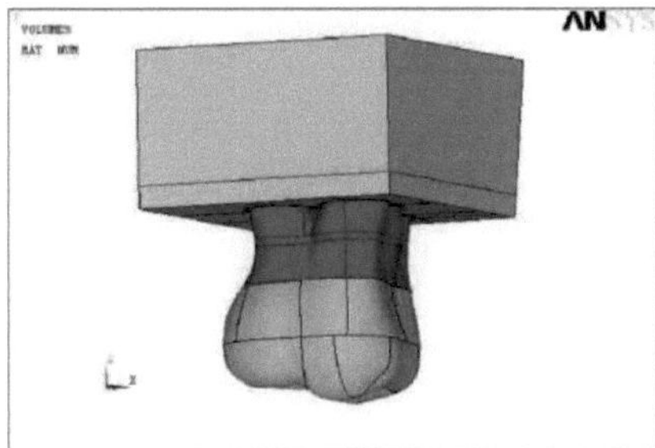

Fig. 5: Modelo geométrico 3D do primeiro molar superior com 5 mm de perda óssea.

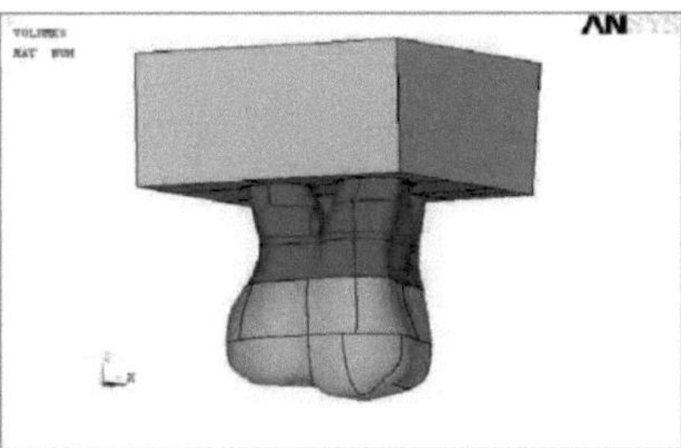

Fig. 6: Modelo geométrico 3D do primeiro molar superior com 6,5 mm de perda óssea.

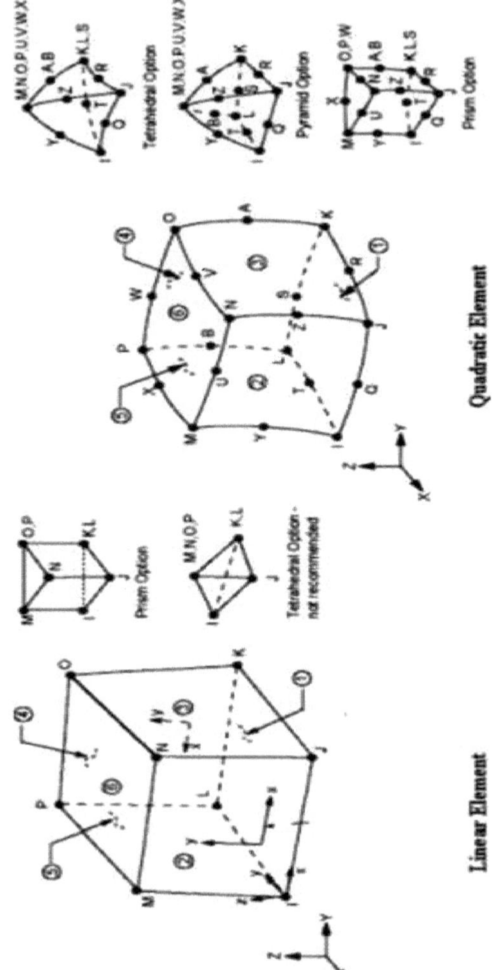

Fig. 7: Forma do elemento de volume linear e quadrado.

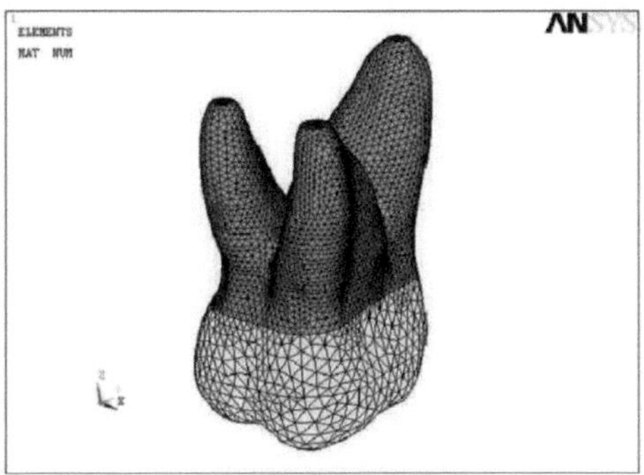

Fig. 8a: Modelo de elementos finitos 3D do primeiro molar superior.

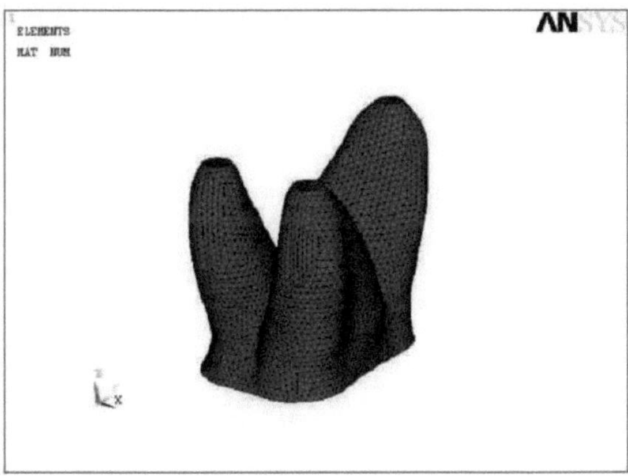

Fig. 8b: Modelo de elementos finitos 3D do PDL.

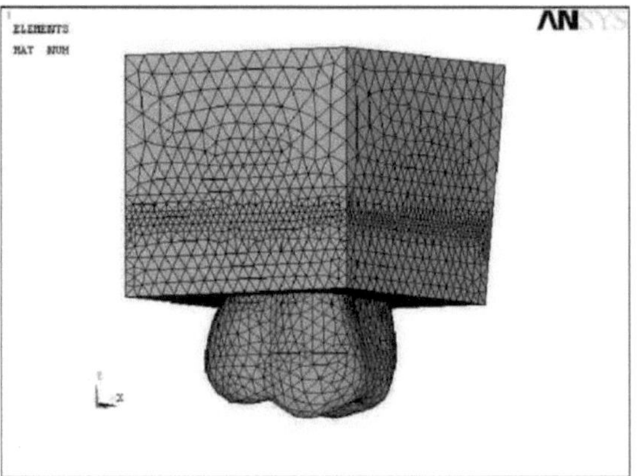

Fig. 9: O modelo de elementos finitos 3-D inclui o primeiro molar superior, a PDL e o osso alveolar, sem perda óssea.

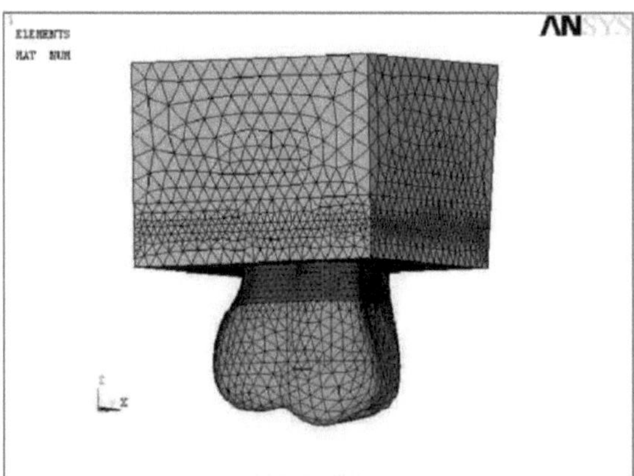

Fig. 10: O modelo de elementos finitos 3-D inclui o primeiro molar superior, a PDL e o osso alveolar com 2,5 mm de perda óssea.

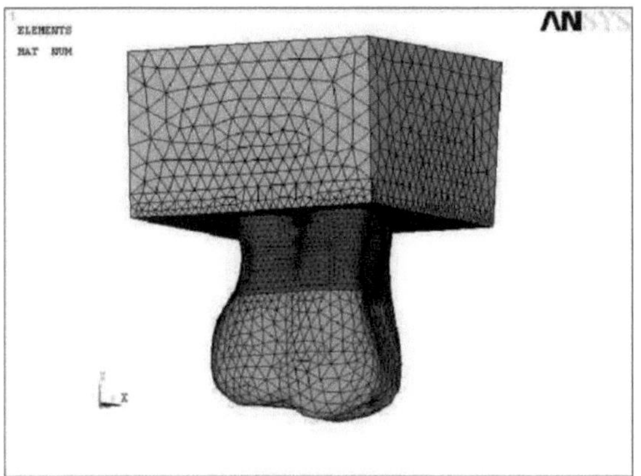

Fig. 11: O modelo de elementos finitos 3-D inclui o primeiro molar superior, a PDL e o osso alveolar com 5 mm de perda óssea.

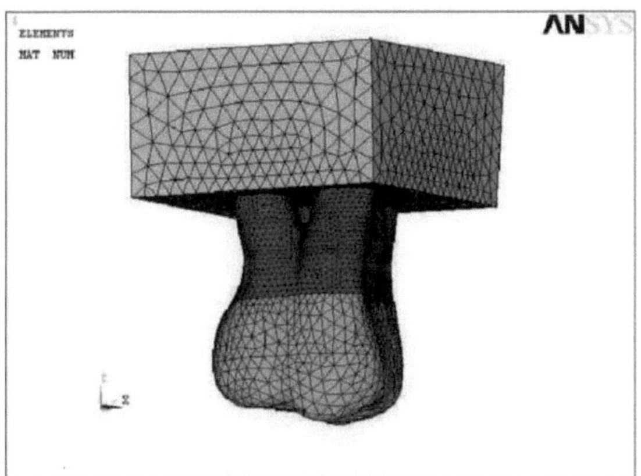

Fig. 12: O modelo de elementos finitos 3-D inclui o primeiro molar superior, a PDL e o osso alveolar com 6,5 mm de perda óssea.

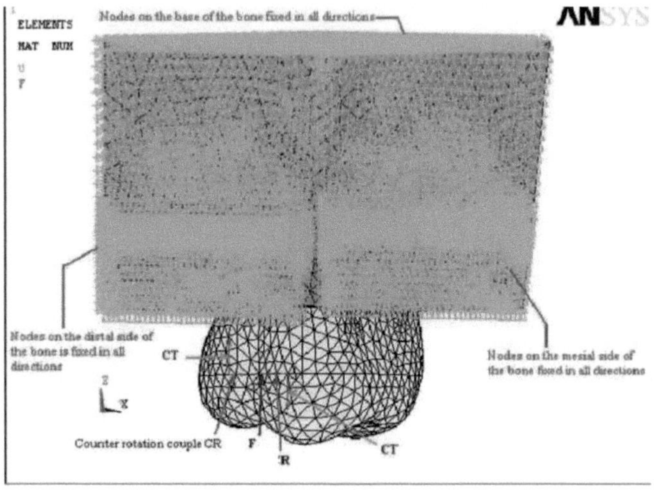

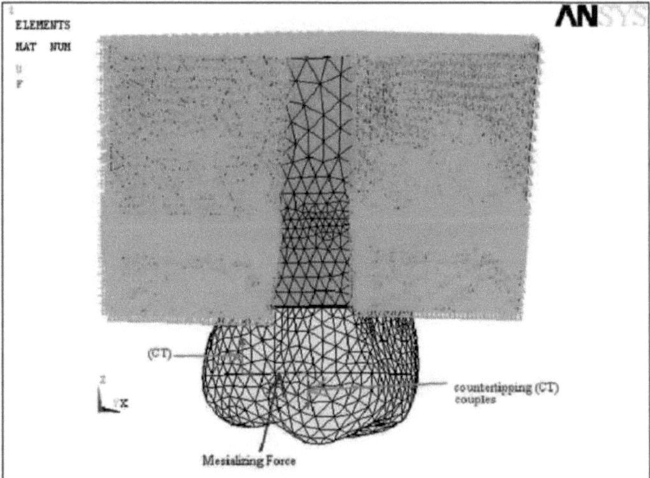

Fig. 13: Modelo de elementos finitos de um molar maxilar, mostrando as condições de carga e de contorno.

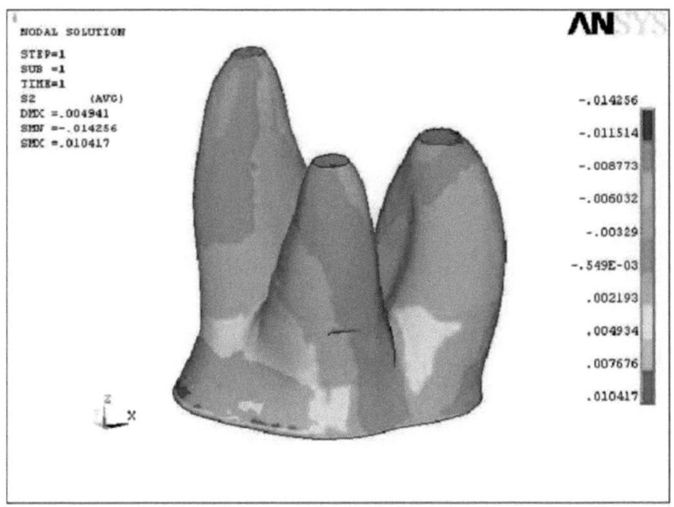

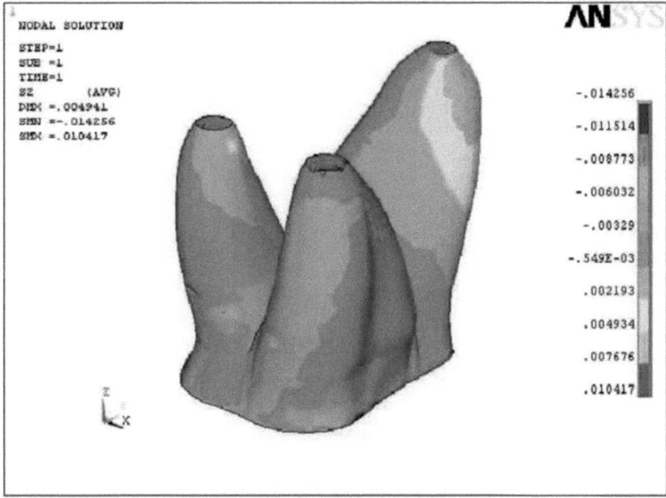

Fig. 14 Tensão principal mínima na PDL do primeiro molar superior sem perda óssea sob força de mesialização (300g) sem contra-momentos de compensação.

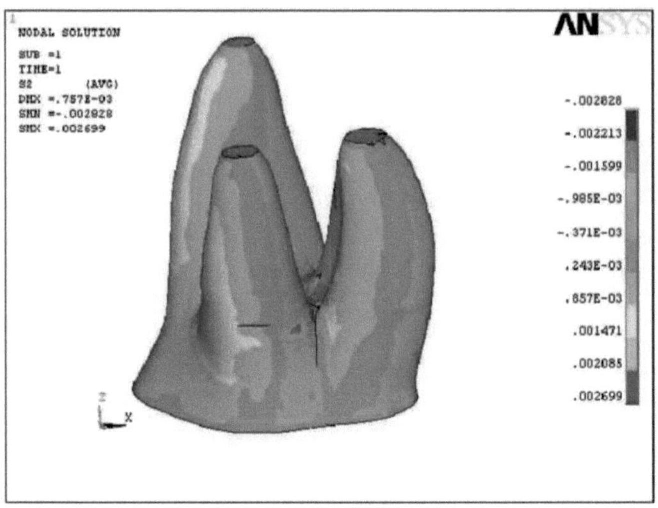

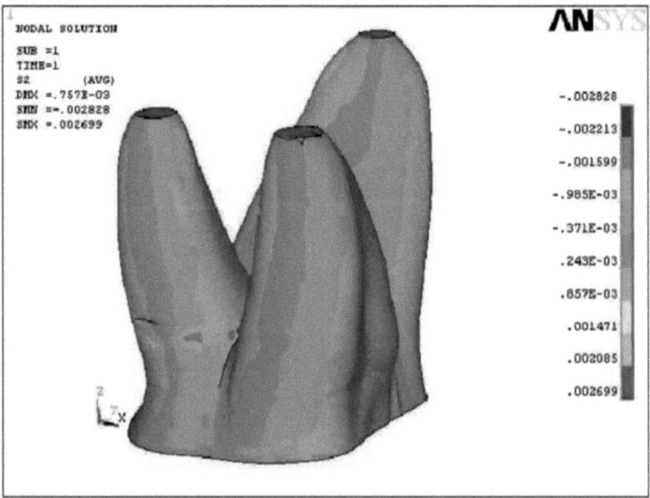

Fig. 15 Tensão principal mínima na PDL do primeiro molar superior sem perda óssea sob força de mesialização (300g) com momentos de contra-inclinação (M/F. 9,65) e momento de contra-rotação (M/F. 5,65).

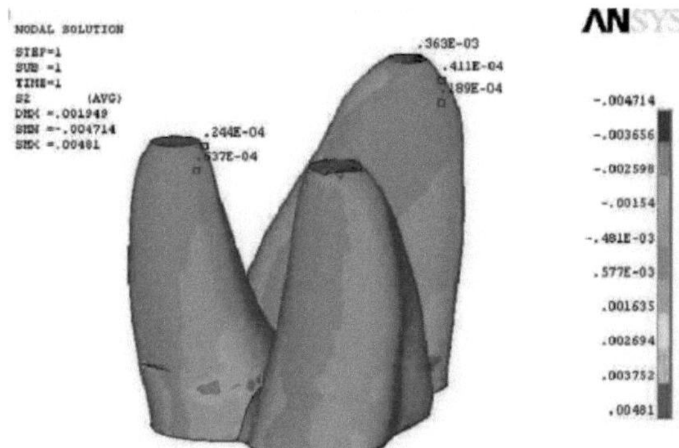

Fig. 16: Tensão principal mínima no PDL do primeiro molar superior com 2,5 mm de perda óssea sob força de mesialização (300 g) com momentos de contra-inclinação (M/F. 9,65) e momentos de contra-rotação (M/F. 5,65).

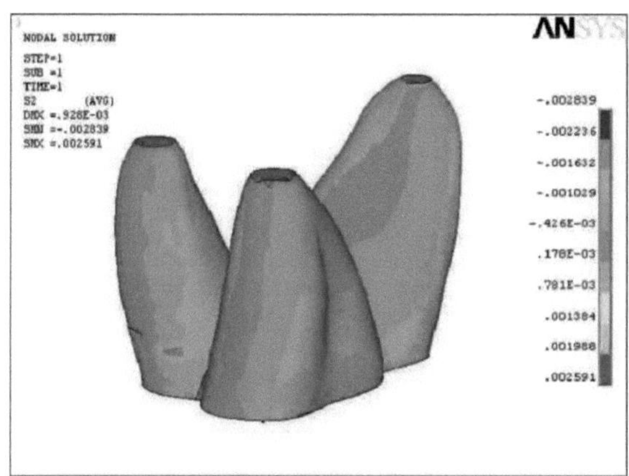

Fig. 17: Tensão principal mínima no PDL de um primeiro molar superior com 2,5 mm de perda óssea sob força de mesialização (240 g) com momento de contra-inclinação (M/F. 10,5) e momento de contra-rotação (M/F. 5,4).

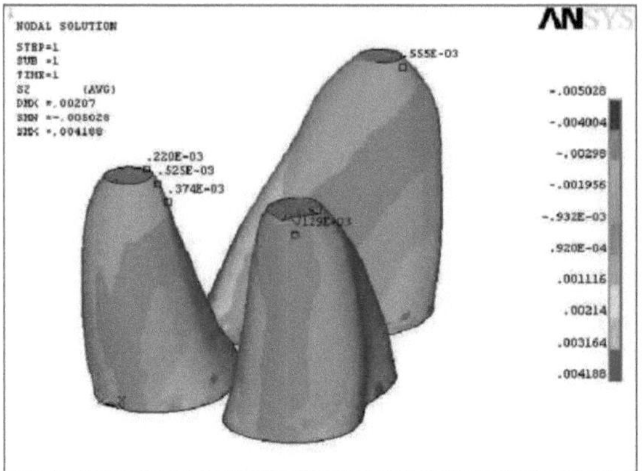

Fig. 18: Tensão principal mínima no PDL do primeiro molar superior com 5 mm de perda óssea sob força de mesialização (240 g) com momentos de contra-inclinação (M/F. 10,5) e momentos de contra-rotação (M/F. 5,4).

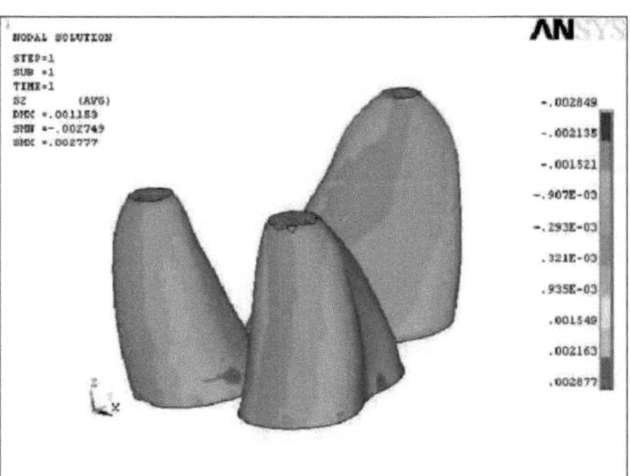

Fig. 19: Tensão principal mínima na PDL do primeiro molar superior com 5 mm de perda óssea sob força de mesialização (180 g) com momentos de contra-inclinação (M/F. 11,5) e momento de contra-rotação (M/F. 5,0).

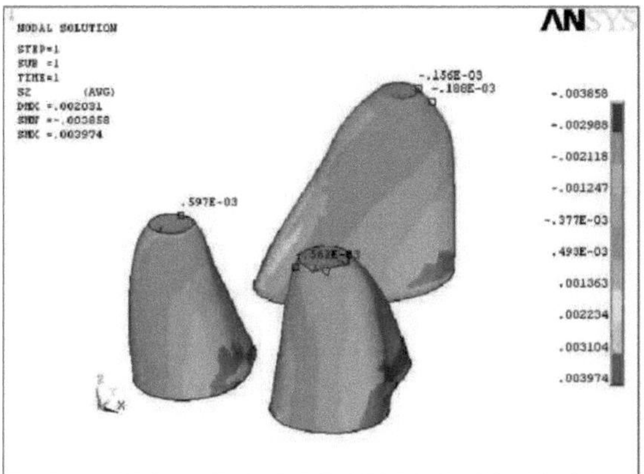

Fig. 20: Tensão principal mínima no PDL do primeiro molar superior com 6,5 mm de perda óssea sob força de mesialização (180 g) com momentos de contra-inclinação (M/F. 11,5) e momento de contra-rotação (M/F. 5,0).

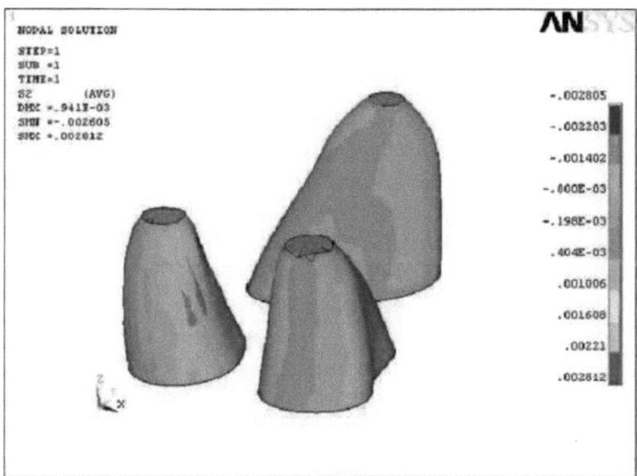

Fig. 21: Tensão principal mínima na PDL do primeiro molar superior com 6,5 mm de perda óssea sob força de mesialização (105 g) com momentos de contra-inclinação (M/F. 12,8) e momentos de contra-rotação (M/F. 4,0).

CAPÍTULO 5 RESULTADOS

O resultado de uma análise é referido como pós-processamento. [2]As tensões (kg/mm) foram calculadas e apresentadas em bandas coloridas; cores diferentes representam níveis de tensão diferentes no estado deformado. Os valores positivos com cor vermelha na coluna do espetro indicam a tensão de tração máxima e os valores negativos com cor azul na coluna do espetro de tensões indicam a tensão de compressão máxima. Os valores intermédios entre os dois valores extremos de tensão de compressão e de tração são indicados por uma ordem decrescente de intensidade de azul, ou seja, para a tensão de compressão, passando a verde, verde claro, amarelo claro, amarelo, laranja e, finalmente, vermelho, ou seja, para a tensão de tração. Neste estudo, a tensão principal mínima, ou seja, a tensão normal mínima sem componente de tensão de corte, foi utilizada para descrever o padrão, uma vez que representa melhor o estado de tensão de compressão. O objetivo do cálculo era obter uma distribuição uniforme da tensão de compressão no lado distal da PDL com uma combinação adequada da relação M/F.

A análise foi efectuada com três níveis de perda óssea, ou seja, 2,5 mm, 5 mm e 6,5 mm, em resposta a diferentes magnitudes de força e rácios M/F. Inicialmente, é aplicada uma força anterior de 300 g na direção mesial sem equalização de momentos. A distribuição de tensões na PDL do primeiro molar maxilar é mostrada na **Figura 14.** [2]Com uma força mesializante de 300 g sem momentos, observa-se uma alta concentração de tensões compressivas da ordem de -0,008773 kg/mm na região cervical da raiz mesiovestibular (MB). Existem vestígios de tensões compressivas muito elevadas na região mesiovestibular

[2]Furca na ordem de -0,014256 kg/mm . [22]No lado distobucal (DB) da raiz existem altas concentrações de resistência à tração no intervalo de 0,07676 kg/mm a 0,010417 kg/mm . Vestígios de uma concentração elevada
Tensões de compressão e tração também são encontradas na ponta da raiz palatina. A propagação da alta concentração de tensões de compressão e tração no PDL é devida à inclinação e rotação do dente. Para corrigir a inclinação do dente, é adicionado um momento de contra-inclinação com um valor de 2,895 kg-mm. [tr]Este binário corresponde a uma relação M /F de 9,65. Para corrigir a rotação do dente, é adicionado um binário de contra-rotação com um valor de 1,695 kg-mm, resultando numa relação M /F de 5,65. Os valores dos momentos de contra-inclinação e contra-rotação são determinados por um processo iterativo, no qual as relações M/F dos dois momentos são variadas até que se obtenha uma distribuição uniforme da tensão de compressão na face mesial da PDL, como mostra a figura **15.** [22]Pode ver-se na figura que a tensão de compressão é distribuída uniformemente no lado mesial da PDL e é reduzida para um valor de -0,002828 kg/mm e a tensão de tração é distribuída uniformemente no lado distal da PDL e é reduzida para um valor de 0,002699 kg/mm .

Perda óssea de 2,5 ;

O modelo foi analisado e a distribuição de tensões na PDL é mostrada na **Figura 16. Pode ser visto** a partir da figura que a distribuição uniforme de tensão no lado mesial foi perdida e a tensão de tração é mais provável de ocorrer na ponta da raiz palatina e distal. Isto foi observado devido ao aumento do rácio entre a coroa e a raiz. [t]A magnitude da força foi reduzida para 240 g, ou seja, 80% da força inicial, o momento de contra-inclinação foi aumentado, o rácio M /F foi aumentado para 10,5 mm e o momento de contra-rotação foi reduzido. [r]Por conseguinte, o rácio M /F foi reduzido para 5,4 mm. [2]Isto manteve o mesmo intervalo de tensão que foi alcançado sem perda óssea, aproximadamente com uma tensão de compressão de -0,002839 kg/mm (ver **Figura 17**).

Perda óssea de 5 mm

A perda óssea foi reduzida em mais 2,5 mm para atingir uma perda óssea total de 5 mm. A força e os momentos aplicados para uma perda óssea de 2,5 mm são utilizados para uma perda óssea de 5 mm e verificados quanto à tensão no PDL. A distribuição da tensão no PDL é apresentada na **Figura 18**. [2]Pode ver-se na figura que o valor da tensão de compressão aumentou para um valor de -0,005028 kg/mm. As tensões de tração também podem ser observadas no lado mesial da PDL. [tr]Para conseguir uma distribuição uniforme da tensão de compressão no lado mesial da PDL, foi aplicada uma força de 60% da força inicial, ou seja, 180 g, e os valores M /F, M /F foram determinados por iterações. [tr]Nesta análise do primeiro molar superior com uma perda óssea de 5 mm, M /F foi aumentado para 11,5 mm e M /F foi reduzido para 5,0 mm. A distribuição uniforme da tensão no lado mesial do PDL é mostrada na **Figura 19.** [2]Pode ver-se na figura que o valor da tensão de compressão com uma tensão de compressão de -0,002849 kg/mm corresponde aproximadamente ao valor sem perda óssea.

Perda óssea de 6,5 mm

O último passo do estudo é a análise do primeiro molar superior com uma perda óssea total de 6,5 mm. Tal como anteriormente, a análise é efectuada com as condições de carga que se aplicam ao modelo com 5,0 mm de perda óssea. A distribuição da tensão no PDL é apresentada na **Figura 20**. Pode ver-se na figura que a tensão de compressão no lado mesial da PDL aumentou. Para se obter uma distribuição uniforme de tensões na face mesial da PDL e um valor que corresponda aproximadamente àquele sem perda óssea, foi aplicada uma força de 35% da força inicial, o que corresponde a um valor de 105 g. Para equilibrar o dente sem inclinação e rotação, os momentos de contra-inclinação e contra-rotação foram aumentados e diminuídos, respetivamente. [r22]M/F foi aumentado para 12,8 mm e M /F foi reduzido para 4 mm, resultando em valores de tensão de compressão e tração de -0,002805 kg/mm e 0,002812 kg/mm, respetivamente, como mostra a **Figura 21.**

As diferentes forças e momentos considerados na análise do primeiro molar superior e as suas variações estão listadas na **Tabela 3** abaixo.

Bone Loss (mm)	Force (Kg)	Counter tipping moment (Kg-mm)	M^t/F	Counter rotation moment (Kg-mm)	M^r/F
0	0.30	2.895	9.65	1.695	5.65
2.5	0.24	2.520	10.5	1.296	5.4
5.0	0.18	2.070	11.5	0.900	5.0
6.5	0.105	1.344	12.8	0.420	4.0

Table 3: ***^{r}Diminuição da resistência, aumento do rácio M/F e diminuição de* M/F *com perda óssea variável.***

Todas as tensões máximas de compressão e tração no lado mesial do PDL com diferentes perdas ósseas estão listadas na **Tabela 4** abaixo.

Bone Loss (mm)	Compressive stress Kg/mm^2	Tensile stress Kg/mm^2
0	-0.002828	0.002699
2.5	-0.002839	0.002591
5.0	-0.002849	0.002877
6.5	-0.002805	0.002812

Table 4: ***Valores de tensão de compressão e de tração no PDL em diferentes alturas do osso.***

CAPÍTULO 6 DEBATE

Em pacientes com perda óssea alveolar, os clínicos devem ser cautelosos ao aplicar os sistemas de força usados na movimentação dentária. A concentração de pressão e carga no PDL aumenta significativamente devido ao maior rácio coroa/raiz. A mesma magnitude de carga na coroa causa mais pressão no PDL do que sem perda óssea, as magnitudes de força e momento aplicadas devem ser reduzidas em proporção para manter movimentos fisiologicamente toleráveis sem maiores danos a essas estruturas de suporte. O modelo foi analisado com as magnitudes de força e momento para atingir o movimento físico sem perda óssea. Quando aplicado ao modelo com diferentes quantidades de perda óssea de 2,5 mm, 5 mm e 6,5 mm, o efeito da inclinação em tal simulação mostrou ser uma compressão altamente localizada no lado mesial e tensão no lado distal perto do osso da crista. Os resultados da carga (**Figuras 15, 17, 19, 21**) mostram claramente que é possível obter uma carga uniforme na PDL para o movimento de translação com uma combinação adequada de aumento da relação M/F e redução da força para cada nível de perda óssea.Os resultados mostram que a magnitude da força para os pacientes com 2,5 mm, 5 mm e 6,5 mm de perda óssea deve ser reduzida para 80% (240 g), 60% (180 g) e 35% (105 g) da força original de 300 g aplicada a um dente sem perda óssea, respetivamente. **ttrNo caso do momento de contra-inclinação, a relação M/F aumentou de 9,65, sem perda óssea, para 10,5, 11,5 e 12,8. No caso do momento de contra-rotação, a relação M/F diminuiu de 5,65, sem perda óssea, para 5,4, 5 e 4. Observou-se uma relação quase linear entre a quantidade de perda óssea e a quantidade de redução de força, o mesmo se aplicando às relações M/F, M/F. Este facto é ilustrado nas Figuras 22, 23 e 24.**

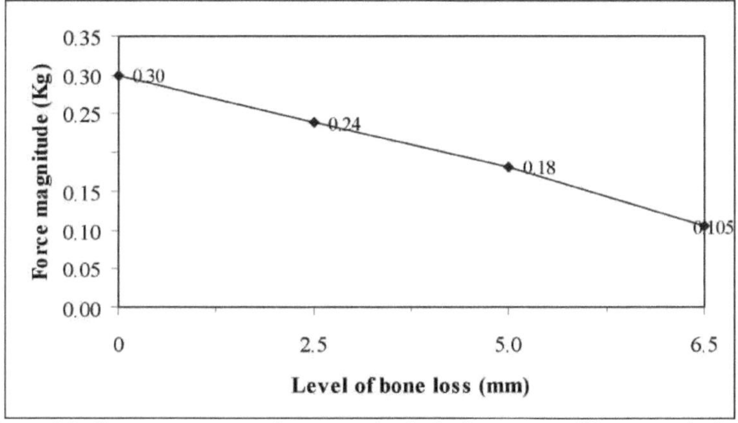

Figura 22. diagrama mostrando a magnitude da força para diferentes níveis de perda óssea.

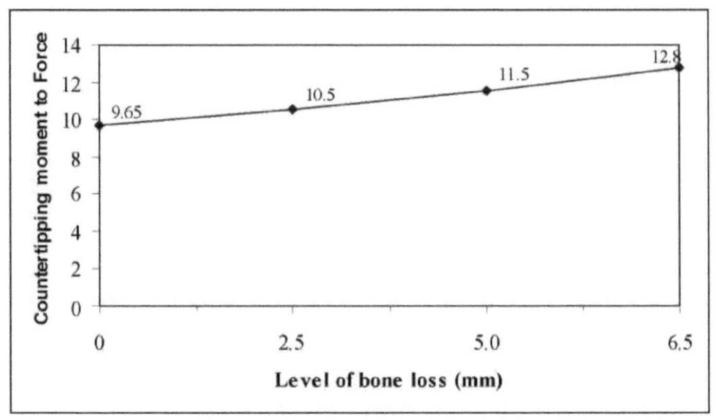

Figure 23. Diagrama que mostra a variação da relação M/F da contra-inclinação para

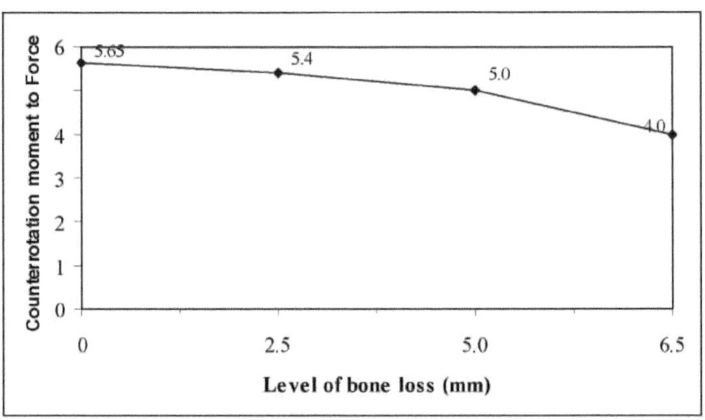

diferentes níveis de perda óssea

.

Figure 24. Diagrama que mostra a alteração da relação entre a contra-rotação e a velocidade para

diferentes graus de perda óssea.

Estes gráficos têm significado clínico, uma vez que mostram a redução aproximada da força e dos momentos em função da extensão da perda óssea. Estes resultados estão limitados à perda óssea horizontal. O tamanho total e a proporção do dente devem ser tidos em conta.

Bone loss in mm	% of reduction in force magnitude	
	Abdul Rahim P.P maxillary lateral incisor	Present study on maxillary first molar
0	0	0
2.5	13.77	20
5	37	40
6.5	50.5	65

Table 5 ***Comparação da redução da força entre Abdul Rahim P.P. e o presente estudo.***

% of reduction in force magnitude			
Bone loss in mm	**Peter D. Jeon on Maxillary first molar**	**Bone loss in mm**	**Present study on maxillary first molar**
0	0	0	0
2	26.6	2.5	20
3.5	53.8	5	40
6	67.6	6.5	65

Table 6 ***Comparação da redução da força entre Peter D. Jeon e o presente estudo***

[3]Estudos realizados por Tanne et al. num incisivo central superior por razões semelhantes mostraram resultados semelhantes para o movimento físico do dente. De acordo com os seus resultados, o rácio MZF aumentou de 10,7 sem perda óssea para 12,3, 13,9 e 15,0 com 2,5, 5,0 e 6,5 mm de perda óssea alveolar, respetivamente. Um estudo foi conduzido em 2004 por Abdul Rahim P.P. no Departamento de Ortodontia, Yenepoya Dental College, Mangalore, em um incisivo lateral superior, e a comparação da redução de força é mostrada na **tabela 5. A** diferença entre os resultados do nosso estudo e os resultados do estudo realizado no incisivo central superior ou no incisivo lateral pode ser devida à diferença anatómica entre esses dentes. Três raízes no molar podem torná-lo mais resistente à inclinação em comparação com os incisivos, por isso o rácio MZF para um molar é mais baixo do que para um incisivo central e um incisivo lateral, como mostram as **tabelas 7** e **8** abaixo, respetivamente. É necessário um contra-torque adicional para reduzir a rotação do molar, o que não acontece com um incisivo central ou um incisivo lateral.

Table 7 Comparação dos rácios M/F entre Tanne et al, Abdul Rahim P.P & Estudo atual

M/F ratio			
Bone loss in mm	**Tanne et al [6] maxillary central incisor**	**Abdul Rahim P.P Maxillary lateral incisor**	**Present study on maxillary first molar**
0	10.7	10.7	9.65
2.5	12.3	11.69	10.5
5	13.9	12.82	11.5
6.5	15.0	13.57	12.8

Table 8 Comparação dos rácios M/F entre Peter D. Jeon,& Estudo atual

M/F ratio			
Bone loss in mm	**Peter D. Jeon on Maxillary first molar**	**Bone loss in mm**	**Present study on maxillary first molar**
0	9	0	9.65
2	10	2.5	10.5
3.5	11	5	11.5
6	12.8	6.5	12.8

[15]O nosso presente estudo no primeiro molar superior está em muito boa concordância com os resultados de Peter D. Jeon , que também efectuou um estudo MEF no primeiro molar superior para estimar a magnitude da força e o rácio MZF em diferentes perdas ósseas (ver **Tabela 8**). No entanto, os níveis ósseos são diferentes em ambos os estudos.

O MEF é amplamente utilizado na engenharia; no entanto, a sua aplicação às ciências da saúde é relativamente recente e são necessárias certas aproximações e pressupostos devido às muitas variáveis da vida real. Os resultados deste estudo foram obtidos utilizando um modelo simulado no qual podem ocorrer variações biológicas. Os valores resultantes devem ser interpretados apenas como um guia para o julgamento clínico. As limitações do nosso modelo incluem aproximações ao comportamento do material e à forma do tecido. À semelhança de estudos anteriores, a PDL foi modelada como uma camada de espessura uniforme e tratada como linearmente elástica e isotrópica, embora a PDL apresente anisotropia e um comportamento viscoelástico não linear devido ao fluido do tecido. Não existem dados fiáveis e adequados sobre as propriedades anisotrópicas e não lineares da PDL. O efeito da anisotropia no osso e no

PDL na carga periodontal deve ser investigado em estudos futuros. No periodonto periodontalmente danificado, as propriedades da PDL podem desviar-se significativamente da PDL normal devido à remodelação. O dente foi simplificado como um corpo homogéneo, uma vez que a transmissão de força para a PDL não é significativamente afetada pela adição da estrutura interna do dente devido à sua maior rigidez em comparação com a PDL. A forma do dente descrita neste estudo representa a forma morfológica mais comum.

Características *de um* primeiro molar superior. No entanto, as grandes diferenças nas condições morfológicas entre indivíduos normais podem afetar a aplicabilidade da análise e a percentagem de redução da força e o aumento da relação M/F.

CAPÍTULO 7 CONCLUSÃO

Este estudo ganha um significado adicional tendo em conta o número crescente de pacientes ortodônticos adultos que se apresentam para tratamento com uma condição periodontal prejudicada. O estudo mostra que a tensão de compressão e tração na PDL aumenta com a perda óssea progressiva.

O MEF é amplamente utilizado na engenharia; no entanto, a sua aplicação às ciências da saúde é relativamente recente e são necessárias certas aproximações e pressupostos devido às muitas variáveis da vida real. Os resultados deste estudo foram obtidos utilizando um modelo simulado no qual podem ocorrer variações biológicas. Os valores resultantes devem ser interpretados apenas como um guia para o julgamento clínico.

Foi encontrada uma relação linear entre a extensão da perda óssea horizontal e a redução necessária na quantidade de força e o aumento da relação M/F.

Os limites do nosso modelo são os seguintes.

O PDL foi modelado como uma camada de espessura uniforme e tratado como linearmente elástico e isotrópico, embora o PDL apresente um comportamento viscoelástico anisotrópico e não linear devido ao fluido do tecido.

Os efeitos da anisotropia do osso e do PDL na carga sobre o periodonto devem ser investigados.

A forma do dente descrita neste estudo representa as características morfológicas mais comuns de um primeiro molar superior. As condições morfológicas podem variar consideravelmente em indivíduos normais, o que pode afetar a aplicabilidade da análise.

CAPÍTULO 8 RESUMO

A dosagem de força durante o tratamento ortodôntico é um dos problemas mais difíceis em pacientes adultos com doença periodontal e perda óssea. É clinicamente útil relacionar o movimento dentário com os sistemas de força ortodôntica gerados por vários aparelhos sobre os braquetes na coroa do dente.

Um grande desafio com a perda óssea periodontal avançada é efetuar movimentos dentários controlados sem causar complicações devido a um aumento do rácio coroa/raiz.

Este estudo foi realizado para calcular, usando o método dos elementos finitos (MEF), a redução na magnitude da força e o aumento na relação M/F necessários para manter uma tensão uniformemente distribuída na PDL do primeiro molar superior em diferentes níveis de perda óssea. Os diferentes níveis de perda óssea foram 2,5, 5 e 6,5 mm.

[tr]Para o deslocamento mesial do dente molar, é necessária uma combinação de força, momento de contra-inclinação, ou seja, M /F, e momento de contra-rotação, ou seja, M /F. O movimento físico do dente é derivado de uma carga uniformemente distribuída no PDL do molar. É gerada uma tensão de compressão no lado mesial do PDL e uma tensão de tração no lado distal.

A força de mesialização é de 300 g, e os binários de contra-inclinação e rotação foram seleccionados de forma a obter uma distribuição uniforme da carga na PDL através de iterações.

De acordo com o estudo, a força necessária é de 80 % para uma perda óssea de 2,5 mm e diminui gradualmente para 35 % para uma perda óssea de 6,5 mm. O rácio M/F para a contra-inclinação deve ser aumentado de 9,65 para uma perda óssea de 6,5 mm, a fim de manter o nível de carga próximo do que foi alcançado sem perda óssea. O rácio M/F da contra-rotação diminuiu de 5,65 mm sem perda óssea para 4 mm com uma perda óssea de 6,5 mm.

BIBLIOGRAFIA

1. **Vanarsdall R.L., Musich D.R.**, "Adult orthodontic: Diagnóstico e tratamento" em Graber TM, Swaiin BF, (editores): Orthodontics, current principles and techniques. St. Louis, 1985: The C.V. Mosby Company, 791856.

2. **Beck BW, Harris EF**. "Reabsorção radicular apical em pacientes tratados ortodonticamente; análise da mecânica do fio de borda e do fio leve". Am J Orthod Dentofac 1994; 105:350-61.

3. **Kazuo Tanne, Herbert A. Koenig e Charles J. Burstone.** "Moment to force ratios and the centre of rotation" Am J Orthod Dentofac Orthop 1988;94:426-31.

4. **Heins P.J., Thomas R.G., Thomas R.G., Newton J.W.** "The relationship between interradicular width and alveolar bone loss" a radiometric study in a periodontitis population". J Periodontology 1988;59:73-9.

5. **Artun J., Urbye K.S.** "The effect of orthodontic treatment on periodontal bone support in patients with advanced loss of marginal periodontium" (O efeito do tratamento ortodôntico no suporte ósseo periodontal em pacientes com perda avançada do periodonto marginal). Am J Orthod Dentofac Orthop 1988;93:143-8.

6. **Kazuo Tanne, Takao Nagataki, Yasuko Inoue, Mamoru Sakuda e Charles J. Burstone.** Patterns of initial tooth displacements associated with various root lengths and alveolar bone heights" Am J Orthod Dentofac Orthop 1991;100:66-71.

7. **Storey E.** "Growth and remodelling of bone and bone". Am J Orthod 1972;62:142-65.

8. **Caputo A, Chaconas SJ e Hayashi R.K.** "Photoelastic visualisation of orthodontic forces during canine retraction" Am J Orthod 1974:65:250-9.

9. **Reitan K** "Biomechanical principles and response" In: Graber TM, Swain BF, (editores): Orthodontics, Current principles and techniques. St. Louis, 1985: The C.V. Mosby Company, 101-92.

10. **Marc M. Vanden Bulcke, Luc R. Dermaut, Rohit C.L. Sachdeva e Charles J. Burstone.** "O centro de resistência dos dentes anteriores durante a intrusão utilizando a técnica de reflectância laser e a interferometria holográfica". Am J Orthod Dentofac Orthop 1986; 90: 211-220.

11. **Kazuo Tanne, Sakuda M, Burstone CJ.** "Análise tridimensional de elementos finitos da carga de tecido periodontal por forças ortodônticas". Am J Orthod Dentofac Orthop 1987;93(6):499-505.

12. **Mc Guinness N.J.P., Wilson A. N., Jones M.L., Middleton J.**, "A stress analysis of the periodontal ligament under various orthodontic loads". Eur JOrthod 1991;13:231-42.

13. **Wilson A.N., Middleton-J., Jones M.L., Mc Guinness N.J.** "The finite element analysis of periodontal ligament loading under vertical orthodontic forces". Br J Orthod 1994; 21 de maio (2): 167-7.

14. **Peter D. Jeon, Patrick K Turley, Hong B Moon e Kang Ting** "Análise da tensão no periodonto do primeiro molar superior com um modelo tridimensional de elementos finitos". Am J Orthod Dentofac Orthop 1999; 115: 267-274.

15. **Peter D. Jeon, Patrick K Turley, Kang Ting,** "Análise tridimensional de elementos finitos da tensão no ligamento periodontal do primeiro molar superior com perda óssea estimulada". Am J Orthod Dentofac Orthop 2001; 119: 498-504.

16. **Dhatt G., Fouzot G** "The finite element method displayed" New York; JohnWiley; 1984.

17. **Grandin H.** "Fundamentals of the finite element method", Nova Iorque: John Wiley; 1984.

18. **Shames L.H., Dym C.L.**, "Energy and finite element method, in structural mechanics". Nova Iorque: McGraw-Hill; 1985.

19. [th]**Zienciewicz O C** "O método dos elementos infinitos" 4 edn. Mc. Graw-Hill, Nova Iorque, Londres; 1986.

20. **Hans Nageral, Charles J. Burstone, Benedict Becker e Dietmar Kubein Messenburg, (1991)** "Centro de rotação com forças transversais: um estudo experimental". Am J Orthod Dentofac Orthop 1991; 99: 337-45.

21. **Adrian N. Wilson** "Um estudo de elementos finitos da retração de caninos com uma mola palatina". Br J Orthod 1991; 18: 211-218.

22. **Kim L. Andresen. Erik H. Pedersen e Birte Melson.** "Parâmetros de material e perfis de carga no ligamento periodontal". Am J Orthod Dentofac Orthop 1991;99:427-40.

23. **Eu. Guinness N., Wilson A.N., Jones M.** "Stresses induced by edgewise appliances in the periodontal ligament" A finite element study. Angle Orthod 1992; 1, 15-22.

24. **Juan Cobo, Alberto Sieilia, Juan Arguelles, David Suarez e Manuel Vijande.** "Tensão inicial induzida por uma força ortodôntica em tecidos periodontais com diferentes graus de perda óssea: Análise tridimensional usando o método dos elementos finitos". Am J Orthod Dentofac Orthop 1993; 104: 448454.

25. **Juan Cobo, Juan Arguelles, Martin Puente e Manual Vijande** "Dentoalveolar stress due to physical tooth movement in varying degrees of bone loss". Am J Orthod Dentofac Orthop 1996; 110: 256-62.

26. **Voytek Bobak, Riehard L. Christiansen, Seott J. Hollister e David H. Kohn.** "Respostas induzidas pelo stress dos molares ao arco transpalatino: uma análise de elementos finitos". Am J Orthod Dentofac Orthop 1997; 112: 512-518.

27. **K. Tanne, S. Yoshida, T. Kawata, A. Sasaki, J. Knox e M.L. Jones** "Uma avaliação da resposta bioquímica do dente e do peridónio a

Orthodontic forces in adolescent and adult subjects" Br J Orthod 1998; 25: 109-115.

28. **Allahyar Geramy.** "Reabsorção óssea alveolar e alteração do centro de resistência (análise 3-D utilizando o método dos elementos finitos)". Am J Orthod Dentofac Orthop 2000; 117: 399-405.

29. **M.L Jones, J. Hickman, J. Middleton, J. Knox e C. Volp,** "A validated finite element method study of orthodontic tooth movement in the human subject" Br. J. Orthod 2001; 28: 29-38.

30. **David J. Rudolph, Michael G. Willes, Glenn T. Sameshima,** "A finite element

model of apical force distribution from orthodontic tooth movement". Angle Orthod, 2001; 71: 127-131.

31. **Allahyar Geramy.** "Tensão inicial gerada na membrana periodontal por carga ortodôntica em diferentes níveis de perda óssea alveolar: uma análise tridimensional de elementos finitos". Eur J Orthod 2002; 24:21-33.

32. **Paolo M. Cattaneo, Michel Dalstra, e Birte Melsen** , A transferência de forças oclusais através dos molares superiores: Um estudo de elementos finitos, *AJO* 2003;123:367-373

33. **Wheeler's,** "Wheeler's Dental Anatomy, Physiology and Occlusion". th1993, 7 edn. Autor: Ash.

RAJIV GANDHI UNIVERSITY OF HEALTH SCIENCES BANGALORE, KARNATAKA

APÊNDICES

FORMULÁRIO DE REGISTO DE TEMAS PARA DISSERTAÇÃO

1	**Name of the Candidate & Address (in block Letters)**	**Dr. KHALIL HUSSEIN MAHMOOD GHULOOM** P.G. IN ORTHODONTICS AND DENTOFACIAL ORTHOPEDICS. YENEPOYA DENTAL COLLEGE DERALAKATTE, MANGALORE - 575018.
2	**Name of the Institution**	**YENEPOYA DENTAL COLLEGE** MANGALORE
3	**Course of study and subject**	**MASTER OF DENTAL SURGERY** BRANCH : V ORTHODONTICS AND DENTOFACIAL ORTHOPAEDICS
4	**Date of admission of course**	**8th August 2003**
5	**Title of the topic**	**THREE-DIMENSIONAL FINITE ELEMENT ANALYSIS OF STRESS IN THE PERIODONTAL LIGAMENT OF THE MAXILLARY FIRST MOLAR WITH SIMULATED BONE LOSS** **- AN INVITRO STUDY**
6	**Brief resume of he intended work:** 6.1 **Need for the study:** The purpose of this study is to use the finite element method to simulate the effect of alveolar bone loss on Orthodontically induced stress in the periodontal ligament of maxillary first molar.	

6.2 Revisão da literatura

Foi efectuado um estudo para investigar a relação entre momentos e forças nos centros de rotação, utilizando o método dos elementos finitos. [1]Verificou-se que mesmo pequenas diferenças na relação momento-força conduzem a alterações clinicamente significativas no centro de rotação.

[2]Um estudo sobre o tipo de deslocamento inicial do dente associado a diferentes

comprimentos de raiz e alturas de osso alveolar mostrou que os valores do momento-força ao nível do suporte para a translação do dente diminuíram com um comprimento de raiz mais curto e aumentaram com uma altura de osso alveolar mais baixa.

Num estudo, foi simulada a resposta da carga no periodonto do primeiro molar superior a diferentes relações momento-força e a relação momento-força para o movimento de translação dos dois foi determinada utilizando o método dos elementos finitos; os resultados mostraram a sensibilidade do periodonto às alterações de carga. [3]O padrão de tensão no ligamento periodontal para uma força de distalização sem momentos de compensação mostrou uma alta concentração no nível cervical da raiz distobucal devido à inclinação e rotação do dente.

Avaliar o comportamento dos deslocamentos dentários iniciais associados a situações de perda óssea alveolar quando carregados com uma força de 1 Newton. O centro de rotação e o centro de resistência foram carregados para diferentes estágios de perda óssea alveolar. [4]O resultado mostrou que a relação entre o momento e a força aumenta com a perda óssea alveolar para produzir um movimento físico.

Foi efectuado *um* estudo sobre o efeito da perda óssea alveolar nas tensões induzidas ortodonticamente no ligamento periodontal do primeiro molar superior, utilizando o método dos elementos finitos. Os resultados mostraram que é necessária uma combinação de redução de força e aumento do rácio momento-força para atingir a tensão no ligamento periodontal do dente com perda óssea.[5]

6.3 Objectivos do estudo

O objetivo deste estudo é calcular a redução da quantidade de força e o aumento da relação entre momento e força necessários para manter uma tensão uniformemente distribuída no ligamento periodontal do primeiro molar superior na presença de perda óssea alveolar, utilizando o método/análise de elementos finitos.

7: Metodologia

7.1 Fonte dos dados

É utilizado um modelo finito tridimensional que inclui o primeiro molar superior, o ligamento periodontal e o osso alveolar. O modelo geométrico do dente é baseado nas dimensões de um dente de amostra, e a condição morfológica geral do primeiro molar superior é retirada do Wheeler's Textbook of Dental Anatomy. A altura do dente é de 21 mm, e as larguras mesiodistal e bucopalatina da coroa são de 10 e 11 mm, respetivamente. O comprimento da raiz é de 13 mm porque a raiz palatina tem uma ligeira inclinação lingual e distal e é mais larga mesiodistalmente do que bucopalatalmente, enquanto as raízes vestibulares são mais espessas bucopalatalmente do que mesiodistalmente. O ligamento periodontal é

simulado como uma camada de 0,3 mm de espessura à volta das raízes. Ao conceber o modelo de elementos finitos, foram atribuídos elementos mais pequenos a áreas com gradientes de tensão potencialmente elevados, como em torno do ápice ou da furca, para melhorar a precisão dos resultados. Foram utilizados os programas informáticos disponíveis, como o Ansys, Pro/E Nastran ou Nisa. Em primeiro lugar, é aplicada uma força anterior de 300 gramas no centro da superfície coronária vestibular do dente sem perda óssea e, em seguida, são adicionados momentos de contrabalanço para reduzir a concentração de tensões devido à inclinação e rotação. O nível do osso alveolar é então baixado e a quantidade adequada de redução de força com um aumento da relação M/F é estimada através da aplicação de diferentes combinações de redução de força e relação M/F até ser observada a mesma gama de tensões com altura óssea normal. As tensões são calculadas e apresentadas em bandas de contorno coloridas; cores diferentes representam níveis de tensão diferentes no estado deformado. Os valores positivos ou negativos na coluna do espetro de tensão indicam tensão ou compressão.

7.2 Método de recolha de dados:

Com o método dos elementos finitos, utilizando o software Ansys, Pro/E, Nastran ou Nisa para Windows num computador pessoal.

As propriedades mecânicas do ligamento periodontal, do dente e do osso alveolar são baseadas em estudos anteriores de Tanne K, Sakuda e Cobo J. São as seguintes [322] [3]O módulo de elasticidade do dente é de 2,0 xl0 kg / mm e o coeficiente de Poisson é de 0,15 O módulo de elasticidade do ligamento periodontal é de 6,8 x 10 e o coeficiente de Poisson é de 0,4 O módulo de elasticidade do osso alveolar é de 1,4 x 10 e o coeficiente de Poisson é de 0,5

Neste estudo, a tensão principal mínima, ou seja, a tensão normal mínima sem componente de tensão de corte, é utilizada para descrever o padrão, uma vez que representa melhor o estado de tensão compressiva. A relação tensão-deformação do tecido é assumida como linear-elástica e isotrópica, e as variações na densidade e trabeculações do osso alveolar não são consideradas. A natureza viscosa do ligamento periodontal resulta do fluido tecidual, e o comportamento elástico do ligamento periodontal é caracterizado por um alongamento dependente do tempo. Neste modelo, o dente é simplificado como homogéneo e a modelação complicada da estrutura interna do dente é considerada desnecessária, uma vez que a transmissão de força para o ligamento periodontal não é significativamente alterada pela construção interna do dente devido à sua rigidez muito elevada em comparação com o ligamento periodontal.

7.3 O estudo exige exames ou intervenções em doentes ou noutros seres humanos ou animais (em caso afirmativo, descrever sucintamente)?

Não aplicável

7.4 Foi obtida aprovação ética da sua organização se 7.3

Não aplicável

8LISTA DE REFERÊNCIAS:

1. Tanne K, Koenig HA e Burstone CJ. Relações momento-força e o centro de rotação Am J Orthod Dentofacial Orthop 1988; 94: 426- 31

2 Tanne K, Nagataki T, Inoue Y, Sakuda M e Burstone CJ. Padrões de deslocamento dentário inicial associados a diferentes comprimentos de raiz e alturas de osso alveolar. Am J Orthod Dentofac Orthop 1991; 100: 66-71

3 Jeon PD, Turley PK, Moon HB e Ting K. Análise da tensão no periodonto do primeiro molar superior com um modelo tridimensional de elementos finitos. Am J Orthod Dentofac Orthop 1999; 115: 267 -274

4. Germany A, Alveolar bone resorption and the centre of resistance modicfication (3D analysis by means of finite element method) Am J Orthod Dentofac orthop 2000; 117: 399-405

Jeon PD, Turley PK e Ting K. Análise tridimensional de elementos finitos de estres no ligamento periodontal do primeiro molar superior com perda óssea simulada Am J Orthod Dentofac orthop 2001; 119: 494 - 504

Índice

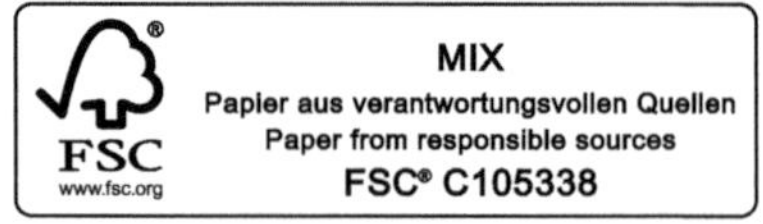

Printed by Books on Demand GmbH, Norderstedt / Germany